# 食べ物のこと、よく知らずママになりました

### からだと心と人生が整う
## 食選びの教科書

IBLPホールディングス取締役会長
**ポールズアリッサ**
(ありボス)

KADOKAWA

## はじめに

　この本を手に取っていただき、ありがとうございます。
IBLPホールディングス取締役会長を務める、ポールズアリッサ（ありボス）と申します。

　IBLPとはインナービューティーライフプランニングの略で、"心身からの美しさ"を軸に、外面からの美だけではなく、内面から整い、心身ともに美しく健康的にウェルネス、ウェルビーイング（よりよい状態）を拡める活動をしています。
　この本は、「本物の食」の知識を持って美しくありたい自分自身や、大切な家族の健康を守り、自分自身も心から美しくありたいと思う「あなた」のために書きました。私自身、食で身体も整い、人生が整う体験をしたひとりです。ひとつお伝えしたいのは、私はオーガニック信者や無添加信者ではありません。

### ● 親の選択が、将来の子どもの健康を作る

　私はフランス、アメリカ、日本のミックスで、幼少期から私のママは素材本来の味を活かす食材を使ってなんでも手作りをしてくれていました。アメリカやヨーロッパでの生活の中でも、お米を砕いて米粉のピザを作るほど、食には強いこだわりがあったのです。
　そんな環境で育った私は、高校生になるまでジャンクフードを口にしたことがありませんでした。大人になって振り返ってみると、そのおかげで、子ども時代は大きな病気をせず過ごせていたのだと思います。

しかし、日本に住み芸能活動をはじめてから、私は極端な食生活に走り、ササミやソイプロテインをはじめ、飲み物や食べ物はゼロカロリーやオフと書いてあるものに頼る生活をしていました。その結果、私は人生はじめての不調を経験し、慢性的な頭痛や生理痛に悩まされるようになりました。

　そんなとき、日本に来てくれたママがごはんを作ってくれ、体調や体重、心の不調もすっかり治り、ようやくその原因が"食"にあることに気づいたのです。これが、「本物の食」を学ぶ大きなきっかけとなりました。

## ● 誰もが「食を選ぶ」という選択肢を持つために

　妊娠して母となり、自分にも守りたい家族ができてから、ママがこれまでしてきてくれた食の選択をするようになりました。そして、体調不良で困っている友人に、自分が実践したことを伝えるようになりました。すると、生理痛やアトピー、花粉症などが改善したという報告を受け、「食の力」のすごさを改めて実感しました。その体験談は人伝に拡まり、周りの方々に伝えるために、私は小さなセミナーをはじめることにしたのです。

　そして7年前、私はある一人のお母さんと出会いました。彼女は、障がいのあるお子さんを育てており、講習中に最前列の席に座り、熱心に私の話を聞いてくれていました。ある日、講習が終わった後にそのお母さんが、涙ながらに私にこう尋ねてきました。

　「自分で食を選択していくことが大切だということはよくわかり

ました。でも、すべて無添加やオーガニックのものを食べさせたいけど、障がいのある子どもを一人で育てている私には、現実的にできないのです。どうしたらいいでしょうか？」

その瞬間、私は自分の無力さを思い知りました。

無添加やオーガニックはたしかに素晴らしい選択肢です。しかし、それらをすべての方が簡単に手に入れることができるわけではありません。私は、情報を伝えるだけでは不十分なのだと気づきました。誰もが手に取りやすく、無理なく選べる「本物の食」をどう拡げていくか——これが私の使命だと感じ、行動をはじめました。

## ● 日本の食文化を守り、心と身体を循環させる

私は、「身近に本物の食」を選べる、そんな世の中を作っていきます」と、そのお母さんと約束をしました。

私が伝えたいのは、無添加やオーガニックではなく「本物の食」です。工業的に大量生産されたものも、いつでもどこでも安く手に入り、とてもありがたくポジティブな面もあります。その一方、何事においてもネガティブな面も。だからこそ、作り手さんの想いがこもった食を選び、「買い物は【投資】」という気持ちで、自分の心と身体を守るために、時間とお金をかけると、長い期間を経て必ず自分に返ってきます。今は、ご縁のある全国の本物の食を作る生産者さんの元を訪れ、その想いや食品を消費者につなぐかけ橋となれるように活動をさせていただいております。

## 私の、食の選び方

　1年前からインスタグラムでも食に関する発信を続けていますが、「どうやって選べばよいですか?」「ありボス様はどんなものを使っていますか?」というご質問をよくいただきます。

　みなさんにわかりやすく伝えられるように、この本には調味料から生鮮食品、日用品まで私の食の選び方や価値観をまとめました。また、インスタでご好評の自家製調味料、おすすめのレシピを43品ご紹介しています!!

　実は「本物の食」の選び方はとてもシンプルです。基本は「原材料をきちんと見ること」、「伝統的な製法のものを選ぶこと」、「田舎のおばあちゃん家の台所にはなさそうなものは選ばない」、この3つだけです。

食の選び方が変われば、味覚が変わります。
味覚が変われば、習慣が変わります。
習慣が変われば、心が変わります。
心が変わると、人生が変わるのです。

「誰かのおすすめだから」という他人任せの選択ではなく、「この食品がいい」と自分自身の力で食を選び、選択する力を養うきっかけにしていただければ、私はとてもうれしいです。食を通して心身ともに整えて美しくなっていくコツを誰よりも先に知っちゃいましょう。

**ポールズアリッサ（ありボス）**

# CONTENTS

はじめに ………………………………………………… 02

## 第1章

## 健康と美を作る
## 7大調味料の真実

| その1 | まずは調味料から本物を知る ………………… | 22 |
|---|---|---|
| その2 | 伝統調味料を作る大切な国菌 ………………… | 24 |
| その3 | 原材料を見ずに商品を買うでない！ ………… | 26 |
| 砂糖 | イライラは白砂糖のせい？ …………………… | 28 |
| 塩 | 太陽の光を浴びた塩はミネラルたっぷり ……… | 32 |
| 酢 | じっくり育つお酢の力 ………………………… | 36 |
| 醤油 | 醤油のおいしさは大豆にあり！ ……………… | 40 |
| 味噌 | 無添加の味噌は麹菌が生きている …………… | 46 |

| 食用油 | 本物の油は製法にこだわっている ……… 50 |
| みりん | "みりん風" ではなく本みりんを選ぶ ……… 54 |

**Column1**

料理酒にはなぜ食塩が入っているの？ ……… 56

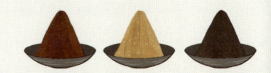

## 第2章
## 「本物」を見分ける
## 身近な調味料の選び方

| だし・めんつゆ | 人工的なうま味にだまされないで ……… 66 |
| スープの素 | 添加物でできちゃう〇〇の素 ……… 70 |
| ポン酢（調味酢） | ポン酢は家にあるものでできる ……… 74 |
| ドレッシング | シンプルな原材料が一番おいしい ……… 76 |

| | | |
|---|---|---|
| マヨネーズ | 70％以上は油だから油の質に気を付けて！ | 80 |
| トマトケチャップ | 安いケチャップほどポッチャリのもと | 82 |
| 焼肉のタレ | 焼肉のタレは手作り一択 | 84 |
| ソース | ソースは野菜の種類より添加物が多いかも！？ | 86 |
| にんにくチューブ | にんにくチューブの風味は作られている！ | 88 |

**Column2**

入っているのに見えない
添加物「書記イカ」さんを覚えて ……… 90

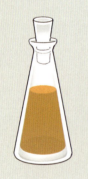
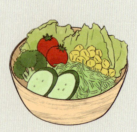
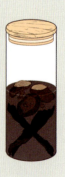

第**3**章

## 食材のおいしさを知る
# 野菜と生鮮食品の選び方

| 米 | お米は栽培方法が選ぶポイント | 100 |
| 野菜 | 有機野菜っていったい何？ | 102 |
| 果物 | 遠い国から来ても安い理由!? | 106 |
| 牛肉 | 霜降りの肉は本当においしい？ | 108 |
| 鶏肉・豚肉 | お肉はエサや育つ環境が重要 | 110 |
| 卵 | ビタミンや葉酸入りの卵は選ばなくていい | 114 |
| 魚 | 天然だから安全とはいえない | 116 |

Column3

買い物は投票である ………………………………………………… 118

第**4**章

暮らしがもっと HAPPY に！
# 日用食品の選び方

| 水 | 美しく健康な人は<br>1日2L以上の水を飲む | 128 |
| 清涼飲料水・ジュース | 甘い飲み物の見えない砂糖に<br>要注意！ | 134 |
| お茶・紅茶・コーヒー | お茶に含まれるビタミンCとは？ | 138 |
| ビール・チューハイ<br>・ワイン | 糖質ゼロより添加物ゼロを選ぼう | 142 |
| 牛乳 | 牛乳は本当に骨を強くするの？ | 146 |
| バター・チーズ | グラスフェッドバターと<br>ナチュラルチーズを選ぼう | 148 |
| ヨーグルト | 飲むヨーグルトより<br>食べるヨーグルト | 150 |

| 豆腐 | 豆腐作りには<br>魔法の液体が使われているかも ……… 152 |
| --- | --- |
| 納豆 | 日本の納豆でも油断は禁物！………… 154 |
| 麹 | 毎日食べたい"食べる美容液"………… 156 |
| カレー（ルウ） | 固形のルウは油のかたまり!? ………… 162 |
| ハム・ソーセージ・<br>ベーコン | 肉より多い混ぜもの ………………… 166 |
| 加工食品 | 超加工食品は非常食 ………………… 168 |
| お菓子 | 手作りお菓子は大変じゃない!! … 172 |
| パン | 国産小麦100%のパンはとても貴重<br>………………………………………… 180 |
| そば・うどん・パスタ | 生麺より乾麺がおすすめ …………… 182 |

おわりに ………………………………………… 184

## STAFF

| | |
|---|---|
| 編集 | 大賀愛理沙（KADOKAWA）<br>森本順子（株式会社G.B.） |
| 編集協力 | 姫井 絢、柏もも子、唐木桃子 |
| 編集アシスタント | 大川真優 |
| | |
| カバーデザイン | book wall |
| 本文デザイン | 酒井由加里、村上森花（Q.design） |
| 本文デザイン・DTP | ハタ・メディア工房株式会社 |
| | |
| 漫画 | 夏生つな |
| 漫画アシスタント | イツカ麻衣 |
| イラスト | 夏生つな、藤井昌子、まつしまゆうこ |
| | |
| 画像 | PIXTA |

# 第1章

## 健康と美を作る

# 7大調味料
# の真実

毎日の食事作りに欠かせない
5大調味料と油やみりん。
これらの本物を知り、
まずは食の基礎を
学びましょう！

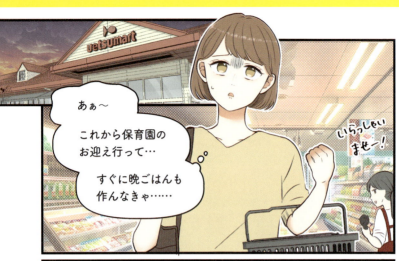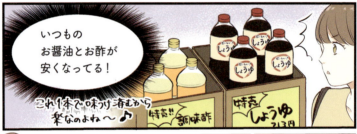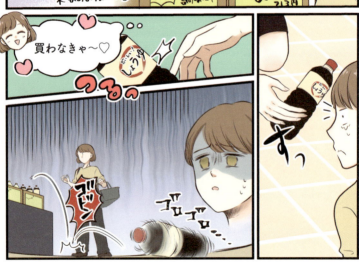

第 1 章 | 健康と美を作る 7 大調味料の真実

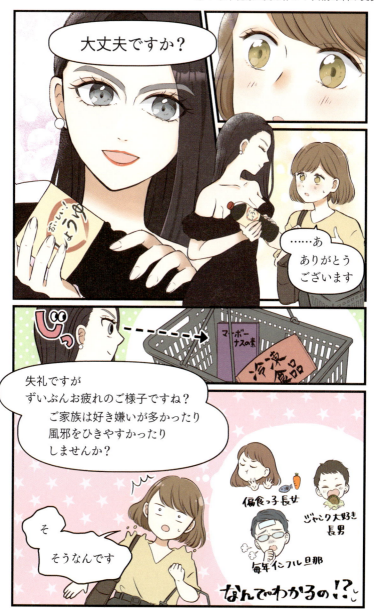

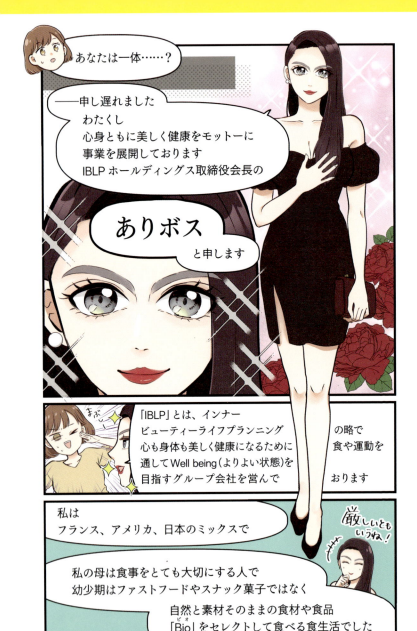

第1章｜健康と美を作る7大調味料の真実

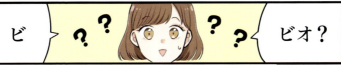

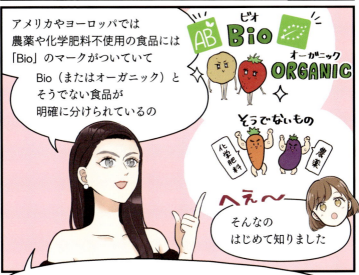

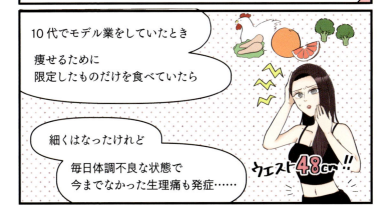

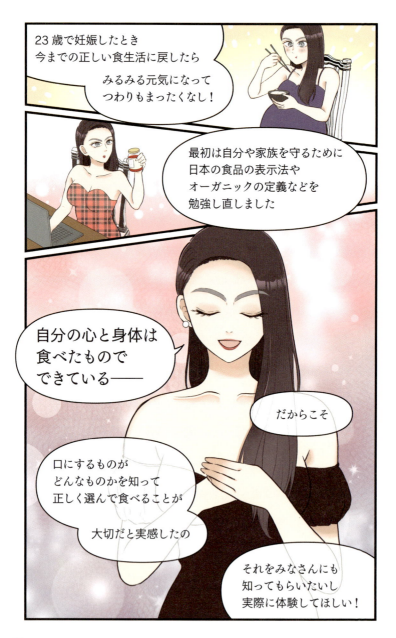

第 1 章 健康と美を作る 7 大調味料の真実

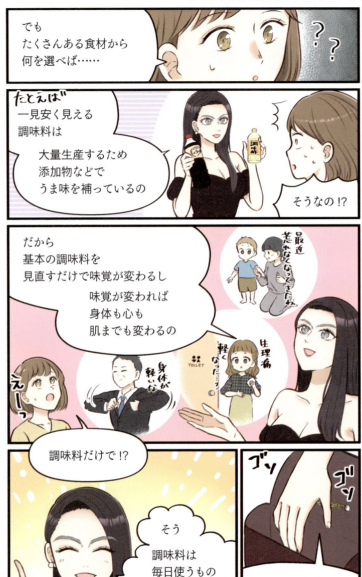

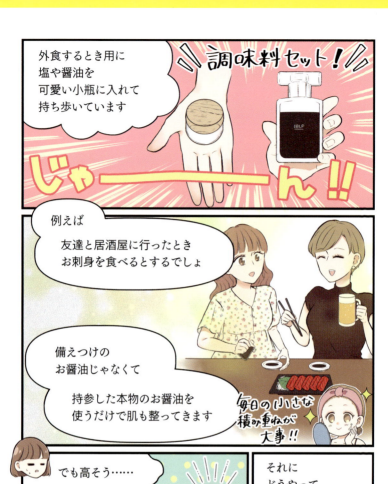

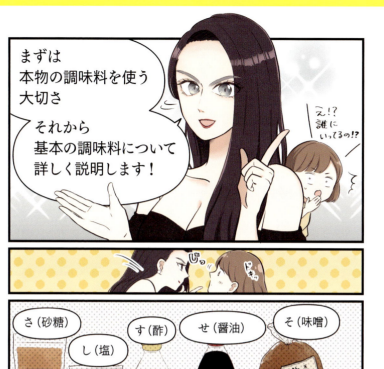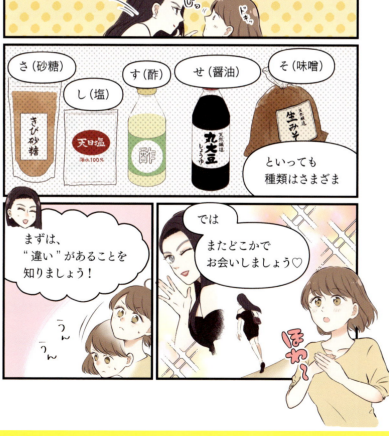

> 基本の調味料
> その1

# まずは調味料から本物を知る

## ● 毎日使うものから見直してみる

　食生活を見直すとなると、食費が上がってしまったり、食べるものを気にするあまり、食が楽しめなくなったりと、ハードルが高そうに思う方も多いかもしれません。しかし、実は基本の"本物"調味料は、少量でうま味を感じることができるため、使用量も減り、全体的な食費も下がります。調味料は毎日使い、口に入れるものだからこそ、その積み重ねをすることで心身から美しくなり、さらにお肌の調子もよくなるなど、いいことづくめなのです。

　例えば、お味噌汁で使う味噌を、原材料が国産の丸大豆、米、塩のみの昔ながらの製法で造られた味噌に変えると、麹菌や生きている酵母により、腸内環境が整います。

　本物の調味料には、ミネラルなど栄養が豊富に含まれているため、体の内側から徐々に整えることができます。内側から健康になると、肌や心も安定します。つまり、本物の食は心にも影響を与え、さらに美しくハッピーになるための土台作りにもなるのです。

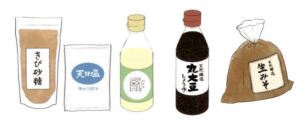

第 1 章｜健康と美を作る 7 大調味料の真実

## ● 私たちは「本物を選ぶ力」が足りていない

　そもそも、「本物」とはなんでしょうか。それは、生産者さんや職人さんが昔ながらの製法で作った「伝統食品」と、こだわった原材料を使い、愛情と手間ひまをかけた食品のことを指します。しかし、近年ではさまざまな種類の食品が並び、消費者の嗜好やニーズの変化に合わせたものが身近にたくさん並んでいます。なので、まずは毎日使う調味料から本物を選べるように、知ることからはじめましょう。

　私たちが本物の商品を選び続けることにより、伝統食品や本物の食品を守ることにもつながります。

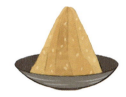

─ POINT ─

**毎日使う調味料だからこそ
本物を選び、体と心を健康にしよう**

**便利で身近な食品を選ぶと
美容と健康から遠のいてしまう**

基本の調味料
その2

# 伝統調味料を作る
# 大切な国菌

## ● 和食に含まれる麹菌は、日本の宝物

　実は、日本人が昔から受け継いできた和食には、健康や美容を維持するパワーが秘められています。健康的でなおかつ環境への負荷が少ないサステナブルな食事として、今世界中から評価されているのです。

　和食の鍵となるのは、醤油、味噌、酢などの伝統的な調味料です。これらは**日本の国菌と呼ばれる「麹菌」の発酵の力を活かして造られています**。

　麹菌は、たんぱく質を分解するプロテアーゼと、でんぷん（糖類）を分解するアミラーゼ、脂肪を分解するリパーゼという消化酵素を持っており、この3つの酵素をはじめ、たくさんの酵素によって素材が柔らかくなり、素材のうま味や甘みを引き出します。

　さらに、麹菌には30種類以上の酵素やビタミンB群が含まれており、腸内環境を整える作用もあるため、美容や健康の分野でも活躍しています。

　アミラーゼやプロテアーゼなど、酵素が失活することなく、菌が生きている味噌や調味料を選ぶのがおすすめです。

第1章 | 健康と美を作る7大調味料の真実

## ● 日々の食事でも和食を意識しましょう

　和食を頻繁に食べる方とそうでない方との間には、病気のリスクや健康寿命に差が見られるといわれています。洋食や中華などの食事を選びがちな方は、1食分を和食に切り替えてみるなど、普段の食生活の中で少しだけ和食に意識を向けてみると、和食に多く含まれる発酵食品を取り入れることができます。普段の食事が、体と心を作る大切な土台となります。ほんの少しの工夫や意識が、日々の生活によい影響を与えていきます。できることからはじめてみましょう。

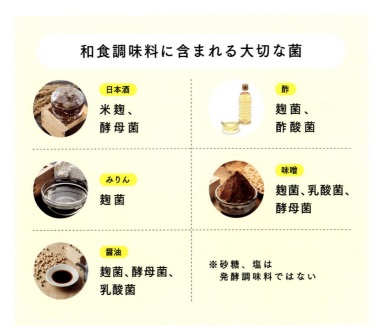

和食調味料に含まれる大切な菌

- 日本酒：米麹、酵母菌
- 酢：麹菌、酢酸菌
- みりん：麹菌
- 味噌：麹菌、乳酸菌、酵母菌
- 醤油：麹菌、酵母菌、乳酸菌
- ※砂糖、塩は発酵調味料ではない

## 基本の調味料 その3 原材料を見ずに商品を買うでない！

● 買う前の"テクトレ"を習慣にしよう

先ほど「本物を選ぶ力」が必要だと言いましたが、その力をつけるために、「テクトレ」をする習慣をつけてほしいと思います。テクトレとは、商品をかごに入れる前に、手首をくるりと裏返して食品表示ラベルをチェックする手首のトレーニングのことです。ラベルの具体的な見方は右ページで詳しく説明をしますね。

テクトレのコツとしてお伝えしているのは、原材料名に「田舎のおばあちゃんの家の台所にあるものか」で判断するということです。カタカナや英語の多いものや、名前を見て想像がつかないような成分は、昔ながらの伝統製法では使われないので、想像のつくシンプルな原材料を選ぶようにしましょう。また、詳しい情報を知るために、ラベルだけではなく製造元の情報をHPで調べるのもおすすめです。

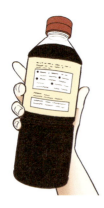

「おばあちゃんの家の台所」にないものは×

気になったら自分で詳しい情報を調べる

第1章 | 健康と美を作る 7 大調味料の真実

# 食品表示ラベルの見方

テクトレする際に、確認するべきポイントは5点です。
原材料それぞれの名前を調べたり覚えたりする必要はありません。
少なくとも **1**〜**3**までを確認しましょう。

| 名称 | 調味酢 |
|---|---|
| 原材料名 | **1** 果糖ぶどう糖液糖、**2** 醸造酢(りんごを含む)、砂糖、食塩、レモン果汁、昆布だし／酸味料、調味料（アミノ酸等）、香辛料 **3** |
| 内容量 | 500ml |
| **4** 賞味期限 | 下部に記載 |
| 保存方法 | 直射日光を避け、常温で保存 |
| **5** 製造者 | 株式会社●● |
| 製造所 | □□県△△市 1-1-1 |

### **1** 主な原材料

原材料名は、含有量の多いものから順に記載される。この商品の場合、果糖ぶどう糖液糖の含有量が一番多いことがわかる。

### **2** アレルギー

アレルゲン由来の原材料及び添加物を使用している場合、原材料の次に（ ）でくくり表記される。

### **3** スラッシュ

／（スラッシュ）より前が食品、後が食品添加物で区切って表記される。この商品の場合、3種類の添加物が含まれていることがわかる。

### **4** 消費と賞味の違い

生肉や刺身、生菓子のように傷みやすい商品には「消費期限」、加工された比較的傷みにくい商品には「賞味期限」が表示される。

### **5** 製造会社

気になる点があればHPなどで製造者を調べる。生産者さんの顔がのっていたり、より詳しい製造工程や原材料へのこだわりについて公表しているものは安心して買うことができる。

> 7大調味料
> ① 砂糖

# イライラは白砂糖のせい？

● **白い砂糖と茶色の砂糖、どちらを選びますか？**

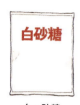
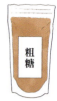

白い砂糖　　　　　茶色い砂糖

　一般的に、私たちがよく目にする上白糖やグラニュー糖などの**白砂糖には、高度な精製の過程でミネラルやビタミンなどの大切な栄養素が取り除かれています**。白砂糖を過剰に摂取すると血糖値が急上昇し、インスリンが大量に分泌され、低血糖を起こしやすくなります。また、アドレナリンが放出され、興奮時に発生する神経伝達が活発になり思考力が減退し、集中力の低下やイライラを引き起こす原因になるとも言われています。さらに、胃腸の働きが鈍くなる糖反射を起こし、便秘の原因とも。

　そのため、原料に過度な加工を加えない、天然のミネラル成分を含んでいる茶色い砂糖（粗糖）がおすすめです。粗糖は栄養価も高く、血糖値の上昇もゆるやかで、胃腸への負担が少ないのも特徴です。

　おすすめなのは、黒糖やきび砂糖、てんさい糖、アガベシロップやはちみつ、メープルシロップなどで、いろいろな料理に使いやすい甘味料です。

第 1 章｜健康と美を作る 7 大調味料の真実

## ● 茶色くお化粧されてる砂糖もある

　ミネラルを含む砂糖は、いずれも茶色い色をしていますが、実は精製された砂糖の中にも、カラメル色素などで色をつけたものもあります。

　例えば、三温糖はサトウキビから上白糖を精製し、残った液糖をさらに煮詰めて作られたものです。白砂糖と同類なため、ミネラルは含まれていません。このほか、==きび砂糖やてんさい糖の中にも、精製されてミネラルが除かれたものもあります。原材料だけではなくテクトレする==ことも大切です。

　さらに、原料に遺伝子組み換えのものや農薬の心配の可能性もあるため、原料は国産で、遺伝子組み換えではないものを選びましょう。

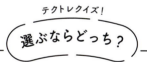

テクトレクイズ！
選ぶならどっち？

**A　きび砂糖**

| 名称 | きび砂糖 |
|---|---|
| 原材料 | サトウキビ（沖縄県製造） |

**B　三温糖**

| 名称 | 三温糖 |
|---|---|
| 原材料 | 原料糖（豪州製造又は国内製造又はその他）／カラメル色素 |

きび砂糖は三温糖よりミネラルが豊富です。産地がはっきりとわかるものを選びましょう。三温糖は（着色料）が使われていないものを選びましょう。

正解は…A

29

## ● ありボスのよく使うアガベシロップ

　もうひとつおすすめしたいものが、砂糖の代用となる天然甘味料です。普段から私がよく使っているものは、アガベシロップやココナッツシュガー、メープルシロップなどです。これらは**血糖値の上昇度を示すGI値が低いのが特徴**です。

　GI値とは、食べ物が体内で糖に変わるスピードを示す指標です。数値が低いほど、血糖値を下げるインスリンの分泌が安定しやすくなり、血糖値の急激な変動を抑えることができます。

　アガベシロップは、メキシコを中心に生息しているアガベの葉を切り落とした後に残る株からできた甘味料です。GI値は商品によって違いはありますが、上白糖のGI値は109以上、黒糖は99、てんさい糖は65の数値に対し、アガベシロップのGI値は10〜20です。また、ココナッツシュガーも30〜50と低めです。こうした天然の甘味料はGI値が低く、和洋中の料理や、スイーツにも使いやすいためおすすめです。

---

### POINT

**砂糖は天然ミネラルの有無で選ぼう**

**天然甘味料はGI値が低く、砂糖の代用としておすすめ！**

第 1 章 健康と美を作る 7 大調味料の真実

## おすすめの砂糖と天然甘味料

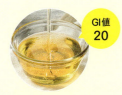

GI値 20

### アガベシロップ

アガベ植物の株から採れる液体を濃縮したシロップ。GI値が低く、腸内環境を整える作用もある。

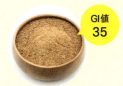

GI値 35

### ココナッツシュガー

ココナッツの花蜜を原材料とした砂糖。ミネラルやビタミンB群が豊富で、ココナッツのやさしい香りがする。

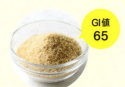

GI値 65

### てんさい糖

てん菜という植物を原材料とした砂糖。整腸作用のある天然のオリゴ糖を含む。農薬が含まれることも。

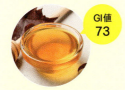

GI値 73

### メープルシロップ

サトウカエデの樹液を濃縮したシロップ。さまざまなミネラル、ビタミンと20種類以上の抗酸化物質を含む。

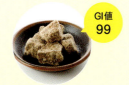

GI値 99

### 黒糖

サトウキビの搾り汁を冷やして固めた砂糖。独特の風味があり、ミネラルがたっぷり含まれている。農薬が含まれることも。

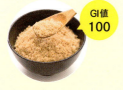

GI値 100

### きび砂糖

黒糖よりも不純物を取り除き粉末にした砂糖。黒糖ほどの栄養価はないがミネラルを含む。農薬が含まれることも。

GI値:ハーバード大学医科大学院（Glycemic index and glycemic load for 100+foods）より引用

| 7大調味料 ②塩 | # 太陽の光を浴びた塩は ミネラルたっぷり |

## ● 塩は4種類に分けられる

### 塩の4分類

| 精製塩 | 再生加工塩 |
|---|---|
| 海水から電気分解で塩化ナトリウムを取り出し、99%以上の純度で精製された塩。雑味がなく「しょっぱい」だけの味。 | 精製塩や海外から輸入した塩に、にがり（マグネシウム）や海水を加え加工したもの。ミネラルバランスが崩れている場合も。 |
| 天日塩 | 岩塩 |
| 海水をくみ上げ、天日で乾燥させたり釜炊きで加熱して作られた塩。最も伝統的で自然なミネラルバランスが特徴。 | 海水が陸上に閉じ込められたり、湖の水分が蒸発したりすることにより、長い年月をかけて結晶化した塩。 |

　塩には精製塩、再生加工塩、天日塩、岩塩の4種類があります。その違いは上の表にまとめました。

　一般的に身近によく使われる塩に、精製塩があります。精製塩とは別名、化学塩と呼ばれるもので、イオン交換膜で生成し、その過程でにがり成分が取り除かれてしまうため、ミネラル成分がほとんど残っていません。さらに、精製塩にはさらさらで使用しやすくするために炭酸マグネシウムを添加しています。

第1章 | 健康と美を作る7大調味料の真実

## ● 昔ながらの製法で作られたものを選ぶ

　塩の分類のひとつである再生加工塩とは、メキシコやオーストラリアから輸入した海塩を日本の海に溶解して、にがりやミネラル成分を添加し作られているものです。ただテクトレをしても、少しわかりづらいのが塩の特徴ですが、塩のテクトレのポイントは、工程の表記を確認して見ることです。そこには、**洗浄、溶解、イオン交換膜、立釜、混合、平釜**など表記があります。その中でも塩の選び方としては、自然のエネルギーが含まれている天然塩（天日塩）をおすすめしています。これらの本物の塩は製造工程に、天日あるいは平釜や非加熱などと書かれているのが特徴です。

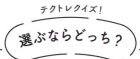

テクトレクイズ！
選ぶならどっち？

### A

| 名称 | 天日塩 |
|---|---|
| 原材料 | 天日塩（オーストラリア）／粗製海水塩化マグネシウム（にがり） |
| 工程 | 溶解・立釜、混合 |

### B

| 名称 | 天然塩 |
|---|---|
| 原材料 | 海水（伊豆大島） |
| 工程 | 天日、平釜 |

Bは原材料が海水のみで、工程も天日・平窯とあるため天然塩ということがわかります。Aは外国から輸入した天日塩を溶かし、にがりを加えて煮詰めているため、再生加工塩であることがわかります。工程にもたくさんの種類が記載してあるのが特徴です。

正解は…B

## ● 地球にやさしい完全天日塩と選び方

**天然塩（天日塩）は、原産地、製造産地ともに明確で、食品添加物や化学薬品を使用しない、きわめて自然に近い状態で生み出される塩**です。伝統的・自然的な製法を用いており、素材本来が持つ成分を過度に高純度にしたり、除去をしたりしません。太陽の光と職人さんによる技や、多くの時間と労力がかかるため、お値段は張るように思えますが、ミネラル成分も豊富なため、少量ずつ使うことで味が締まり、料理の決め手にもなるので、本物の塩を選ぶようにしましょう。また、岩塩は天然塩の一種でもありますが、日本国内では採掘することができないため輸入品になります。ステーキ肉の味付けなど、食材本来の味を引き出す料理に合うのも特徴です。

---

**POINT**

塩は天然塩（天日塩）がおすすめ！

昔ながらの製法で作られた
塩を選ぶ

サステナブルなのは
火を使わない完全天日塩

第 1 章｜健康と美を作る 7 大調味料の真実

## 身近で手に入るおすすめの塩

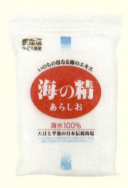

### 海の精　あらしお
海の精

伊豆大島近海の海水を100％使用し、立体塩田と平釜の製法で作られた国産の塩。マグネシウム、カルシウム、カリウムといった無機栄養分を含み、ほのかな甘みとうま味、さらにコクやキレのある風味が特徴。シンプルな味付けが求められる料理にこそ、この塩の魅力が引き立つ。

| 原材料 | 海水（伊豆大島近海） |
|---|---|
| 工程 | 天日・平釜 |

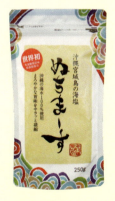

### ぬちまーす
ぬちまーす

沖縄の宮城島近海の海水で作られた天然塩。沖縄の方言で命を「ぬち」、塩を「まーす」という。雪のように真っ白でさらさらとしているのが特徴。普通の食塩より塩分が25％も低く、21種類の世界一多様な海洋成分を含んでいることから2000年にギネス認定を受けた。まろやかなうま味。

| 原材料 | 海水（沖縄県宮城島） |
|---|---|
| 工程 | 噴霧乾燥（独自製法） |

※細かい霧を発生させて塩を作る製塩法を「常温瞬間空中結晶製塩法」といいます。
円盤を高速回転させ、海水を細かい霧にし、その霧に温風を当てると、水分だけが瞬時に蒸発、海水に溶けていた塩分とにがり（塩以外のミネラル）がすべて空中で結晶。真っ白で、海の成分まるごとの塩が雪のように降り積もります。

## 7大調味料 ③ 酢
# じっくり育つお酢の力

● **お酢は最古の発酵食**

酢は、最古の発酵食の調味料といわれ、歴史が長い分たくさんの種類があります。そもそも酢は、何からできていると思いますか？ 実は、酒からできているのです。酒が発酵してできたものが酢となります。いい酢を造るには原料と工程がとても重要です。

食酢は原料によって大きく分かれ、主に醸造酢の中でも、「穀物酢」と「果実酢」が身近に使われています。穀物酢は米や麦、とうもろこしなどが原料です。なので、純米酢は100％の米が原料、ワインビネガーだとワインが原料、ビールの原料である麦芽の場合はモルトビネガーになり、りんごワインはりんご酢となります。さらに、バルサミコ酢はワインではなく、ぶどう果汁を原料とし、伝統的な製法では最低12年熟成させるため、甘みや味の深みが出ます。

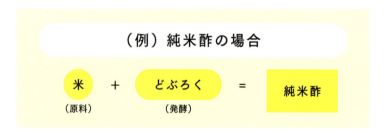

（例）純米酢の場合

米（原料） ＋ どぶろく（発酵） ＝ 純米酢

第 1 章｜健康と美を作る 7 大調味料の真実

## ● 米酢や穀物酢の原料を見ましょう

　酢を選ぶ際、テクトレをして見つけてほしいのがアルコールの表記です。本来酢は、穀物や果実を発酵させ、時間をかけて造られる醸造調味料です。時間のかかる発酵を短くするために使われるのがアルコールです。このアルコールは**工業用のエタノールと同じ原料である、とうもろこしや小麦などから造られることが多くあります**。さらに、原材料を確認してみると果糖ぶどう糖液糖や、うま味を足す調味料（アミノ酸等）や酸味料などが添加され、料理の時短をしてくれる調味酢もありますが原料がシンプルな酢を選ぶことが重要です！　特に、原料に醸造アルコールが含まれているものは避けるようにしましょう。**米酢や穀物酢はラベルに何も記載がない場合、原料がどのように育てられたか確認するようにしましょう。**

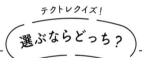

### A

| 名称 | 米酢 |
|---|---|
| 原材料 | 米（京都府） |

### B

| 名称 | 穀物酢 |
|---|---|
| 原材料 | 穀類（小麦、米、コーン）、アルコール、食塩、酒かす |

A は米のみで造られた純米酢、B は小麦と古米・とうもろこしなどが原料の穀物酢です。酢には遺伝子組み換え作物の表記義務がないものも。アルコールと、食塩も味の調整に添加されているものがあります。

正解は…A

りんご酢や黒酢などをダイエットや健康のために割って飲む方もいらっしゃると思いますが、本物のお酢とお好みの甘味料を炭酸水などで割って飲んでみることをおすすめします。

## ● 伝統的な製法のお酢は味も栄養も格別

酢を造る製法には、静置発酵と速醸という2つの製法があり、本物の酢は静置発酵です。「静置発酵」や「伝統製法」、「古式」など、昔ながらの手法の表記があるのかも、あわせてチェックしてみてください。

もともとの酢は使われる穀物や果物からできている原料の質によって、味の深みやうま味も断然違うので、有機栽培米や有機りんごを原料としたものを探してみてください。

---

### POINT

**本物の酢は伝統的な製法や、
原材料がシンプルなものを選ぶ**

**表ラベルのダイエットの文字や、
機能性表示食品のマークだけで選ばない**

第 1 章 健康と美を作る 7 大調味料の真実

## 身近で手に入るおすすめの酢

### 純米酢

たっぷりの米のみを原料として造られる。玄米のみを原料とした純玄米酢もある。風味とコクがありまろやかな味わい。

### 純りんご酢

りんごを原料として造られる。農薬や化学肥料を極力使わない有機りんご使用のものがおすすめ。豊かな香りとさっぱりした風味。

### 玄米黒酢

玄米を原料としてじっくりと発酵、熟成させる。玄米酢よりも熟成期間が長く、色は濃く酸味が丸くなる。飲用や油料理に向く。

### バルサミコ酢

北イタリアで伝統的に造られてきた酢。白ぶどう果汁を原料とし、伝統的な製法では、圧搾した果汁を木樽で12年以上熟成させる。豊かな香りと甘みのある濃厚な味わい。

### 穀物酢

米、小麦、とうもろこし、大麦などを原料にして造られるお酢。米酢や純米酢と比べるとすっきりとした酸味が特徴。

### ワインビネガー

ぶどうを発酵させワインを原料として造られる。赤ワインはコクが深く芳醇で、白ワインはさっぱりとした酸味が特徴。

| 7大調味料 ④ 醤油 |
| --- |

# 醤油のおいしさは大豆にあり!

## ● 醤油がすべての基礎

　和食に欠かせない調味料といえば、醤油！　今では減塩タイプやだし入りのものなどたくさんの種類がありますが、まずは基本となる本物の醤油を見つけましょう。ちなみに私はお気に入りの醤油と塩だけをミニボトルに入れて持ち歩いています。例えば、スーパーのお刺身を買う際には、付属する醤油を使わず本物の醤油に変えています。小さなことですが、そのくらい醤油は大切と考えています。

　**基本的な醤油の原料は、大豆、小麦、塩の３つだけ**です。しかし、身近な醤油には、酢と同様にさまざまなものが添加されていることが多くあります。ここで重要なのは、日本の伝統的な醤油は、シンプルな原料で造られてきたという点です。醤油の伝統的な製法は、丸大豆を蒸し小麦を炒って、割ります。その大豆と小麦に麹菌をかけることで、醤油のもととなる麹を作ります。

## こんなものを含む醤油には気をつけよう

| 保存性を高める | うま味を出す | 甘みを出す | 色を出す |
| --- | --- | --- | --- |
| アルコール<br>酸味料<br>安息香酸ナトリウム | 酵母エキス<br>たん白加水分解物<br>調味料（アミノ酸等）<br>アミノ酸液 | 果糖ぶどう糖液糖<br>水あめ<br>サッカリンナトリウム<br>ステビア | カラメル色素 |

第 1 章｜健康と美を作る 7 大調味料の真実

　できた麹に塩水を加えると、もろみになり、このもろみを 1 〜 2 年ほどの長い期間をかけて熟成させることで、うま味がたっぷり含まれた醤油が完成します。

　醤油の製法には、本醸造、混合醸造、混合の 3 つがあります。このうち、伝統的な製法は本醸造と呼ばれているものです。本醸造の中の天然醸造は、発酵を促進させる酵素を一切使わないため、ゆっくりと時間をかけて自然に醤油が造られる、より伝統的な製法です。日本特有の四季の温度変化に応じて自然のままに発酵する天然醸造の中でも、木桶仕込みの醤油は最低でも 1 〜 3 年の長い時間がかかります。その時間が造り上げるうま味、甘み、風味、深みがあります。

　なお、本醸造と表記のある商品の中でも、3 つの原料以外のものを含むものもあるので選ぶ際は裏の原材料を確認しましょう。

テクトレクイズ！
**選ぶならどっち？**

**A**

| 名称 | こいくちしょうゆ（本醸造） |
|---|---|
| 原材料 | 大豆（国産）、小麦（国産）、食塩 |

**B**

| 名称 | こいくちしょうゆ（本醸造） |
|---|---|
| 原材料 | 脱脂加工大豆（アメリカ製造又はインド製造又はその他）、小麦、食塩、大豆／アルコール、調味料（アミノ酸等） |

B は海外産の脱脂加工大豆を原料にしています。選ぶ際は、A の国産丸大豆を使ったものを。また本醸造でも甘味料、調味料などの添加物を加えている場合があります。

正解は…A

## ● 国産の丸大豆を使った醤油は本物

　身近にある醤油のひとつをテクトレすると、原材料が「脱脂加工大豆（アメリカ）（5％未満）（遺伝子組み換えでない）、小麦、食塩/アルコール」になるものが多いです。

　最初に入っている脱脂加工大豆とは、ヘキサンという石油系の溶剤を使い、大豆から油を抽出したもので、本来の大豆の油がほぼないので、丸大豆の醤油とは風味が断然違います。国内の80％以上の大豆は脱脂加工大豆で、輸入の丸大豆は約17％、国産の丸大豆は約1.7％と大変貴重です。輸入した穀物には遺伝子組み換え作物（GMO）が使用されていたり、ポストハーベスト農薬が使用されている可能性もあるので、国産の丸大豆、塩、小麦の3つの原料で造られているものをおすすめします。アルコールと書かれている醤油がすべて悪いわけではありませんが、なるべくシンプルなものを選びましょう。

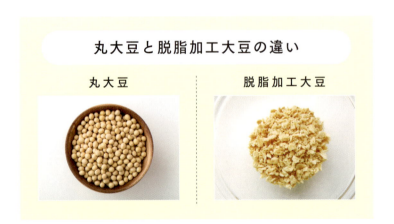

### 丸大豆と脱脂加工大豆の違い

丸大豆　　　　　　脱脂加工大豆

第 1 章｜健康と美を作る 7 大調味料の真実

# 醤油の 6 分類

### 濃口醤油

定番の醤油で、調理にも、素材にかけても、万能に使える。熟成期間は 3 か月〜 2 年ほど。

### 淡口醤油

西日本で馴染みの深い薄い色の醤油。濃口醤油に比べて塩分濃度が高く、素材を活かす煮物などの調理に向く。

### 甘口醤油

九州や北陸で一般的に使われる醤油。濃口醤油に天草、ステビアなどの甘味料で甘みをつけているものが多い。

### 再仕込醤油

醤油麹に塩水ではなく、生醤油を加えて醸造する醤油。深いコクと香りが特徴で、煮物に少量加えるだけでも深みが増す。

### たまり醤油

ほぼ大豆のみを原料として造られる醤油。熟成期間が長く、とろりとした口当たりで濃厚なうま味と香りがある。

### 白醤油

淡口醤油よりさらに色が薄い醤油。小麦を主な原料として造られる。だしを加えると「白だし」に。

## ● 本物の醤油が1本あれば十分

　醤油にはさまざまな種類がありますが、私が日頃よく使うお気に入りの醤油のひとつはたまり醤油です。生産できる量が少なく、限られているのですが、うま味がぎゅっと凝縮されているので少量で十分です。

　主に九州で人気のある甘口醤油や買いがちなだし醤油ですが、**本物の醤油があれば、そんなに何種類も醤油をそろえる必要はありません**。甘口醤油もだし醤油もおうちにある材料で実は簡単に作れます。本物の醤油に粗糖やアガベシロップを加えることで、甘口醤油のような味わいの醤油を作ることができます。本物の醤油にお好きなだしを加えることで、だし醤油も簡単に作ることができます。

　味わいは醤油の蔵元によって持っている微生物の違いや職人技、作り手さんの想いによって本当にさまざまです。ご自身の住んでいる地域や気になる蔵元さんを調べて、まずは本物の醤油を常備しましょう。

---

### POINT

**原材料の大豆は「国産丸大豆」
製法は「本醸造」、「天然醸造」、
「木桶仕込み」のものを選ぶ**

- - - - - - - - - - - - - - - - - - - - - - - - -

**ミニボトルにお気に入りの醤油を
入れて持ち運ぶのもおすすめ**

第 1 章 | 健康と美を作る 7 大調味料の真実

# 本醸造醤油で作る、生かえしの作り方

かえしとは、醤油、みりん、砂糖を混ぜて作る調味料です。生かえしは加熱しないため、醤油の香りと味わいはそのままに、うま味の濃いだし醤油のように使えます。だし醤油の作り方は P69 を参照してください。

## 材料

本醸造醤油 …………………… 500ml
粗糖 …………………………… 50g

保存期間
常温で
1か月

## 作り方

1. 清潔なガラスなどの保存瓶に粗糖を入れる。
2. 1に醤油を注いで加える。フタをして1日1回上下をひっくりかえす。

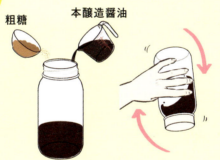

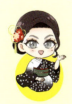

粗糖は、精製されていないてんさい糖、きび砂糖、黒糖などを使ってください。糖がうま味に変わり味に深みが出て、5日から1週間ほどでおいしく使えるように。常温で1か月保存可能です。肉じゃが、煮物、漬け丼作りにおすすめ。牛丼を作ってもおいしいです。

**7大調味料 ⑤味噌**

# 無添加の味噌は麹菌が生きている

## ● 原料にこだわった味噌は、栄養の宝庫です

==味噌は腸内環境を整えて、「飲む美容液」と呼ばれるほど美容と健康に優れた効果があります==。9種の必須アミノ酸を含む大豆たんぱく質が含まれ、発酵によって分解されることで吸収率が高まり、栄養価も向上します。そんな味噌の基本的な原材料は、大豆、麹、塩の3つのみ。ちなみに、米・大豆・塩の順の場合、麹の使用割合が高く甘口の味噌、原材料が大豆・米・塩の味噌は辛みが強い味噌となります。

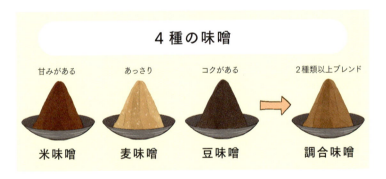

4種の味噌

- 甘みがある — 米味噌
- あっさり — 麦味噌
- コクがある — 豆味噌
- 2種類以上ブレンド — 調合味噌

私も自宅で作るほど味噌作りはシンプルで、①大豆を蒸す(煮る)、②大豆をつぶす、③塩と麹を混ぜる、④熟成する、⑤3か月で天地返しをしさらに3か月以上熟成すると、できあがります。作るときに米麹を使うと米味噌に、麦麹を使えば麦味噌に、豆麹を使うと豆味噌にと、違う麹を使うと違う種類の味噌になります。

第1章｜健康と美を作る7大調味料の真実

## ● その味噌は、本当に無添加？

だし入りや減塩の味噌は、便利でヘルシーなイメージがあるかもしれませんが、添加物の調味料（アミノ酸等）や酒精が入っているものもあります。だし入りの味噌は、家にあるお好きなだしを粉末にし、味噌と混ぜ、そのまま冷凍庫で保存をして使うととっても便利です。

酒精は味噌の発酵を抑えるために使用される食品添加物のことです。味噌は本来、発酵食品なので、商品としてパックなどに詰められたあとも発酵し、香り・風味・色が徐々に変化する生きた調味料のひとつです。流通に乗せるために品質を一定にする必要があるので、アルコールを添加し、麹菌の発酵を止める必要があります。また、袋の膨張も防いでくれます。

*テクトレクイズ！*

**選ぶならどっち？**

### A

| 名称 | 米味噌（だし入り） |
|---|---|
| 原材料 | 大豆(輸入)、米、食塩、かつおだし、砂糖、かつお節粉末、麹発酵調味料、酵母エキス、こんぶ粉末/酒精、調味料（アミノ酸等）、増粘多糖類 |

### B

| 名称 | 米味噌 |
|---|---|
| 原材料 | 大豆（国産）、米麹、食塩 |

Bは添加物を使わず、米麹のみで熟成させた味噌。Aのようなだし入り味噌は原材料が多く、人工的な添加物を含んでいます。酵母エキスと調味料はうま味を加え、酒精は味噌の発酵を抑えます。

**正解は…B**

47

## ● 選ぶなら、風味豊かな天然醸造の味噌を

味噌の製法には、昔ながらの「天然醸造」と、短期間で製造することのできる「速醸」の2つがあります。

**天然醸造は、自然環境の中で寝かせることで熟成する製法**で、コク・うま味・香りを感じる味わいになります。一方で速醸は、1週間から数か月で味噌に仕上げ、生産コストも下がる製法のことです。

本物の味噌には、味噌が呼吸できるようにパッケージに穴やバルブがついていますが、それは味噌が生きている証拠です。酒精なども使用していない無添加の味噌は、出荷されたあとも熟成が続いているので、購入後は冷蔵庫ではなく、味噌は凍らないので冷凍庫に保存しましょう。

**POINT**

### 生きている生味噌や、 無添加味噌がおすすめ

### 味噌の保存は冷凍庫

第1章 | 健康と美を作る7大調味料の真実

## 超簡単！ 味噌汁の素の作り方

味噌ボールより簡単に作れる味噌汁の素のレシピを紹介します。作っておけば、朝にお湯を注ぐだけでミネラルたっぷりの味噌汁のできあがりです。

### 材料

無添加味噌 ……………………… 適量
A ┌ とろろ昆布、ねぎ（乾燥）、
  └ わかめ（乾燥）かつお節
 ……………………………… 各適量
白炒りごま ……………………… 適量

### 作り方

1. ボウルに味噌を入れ、**A**を加えて混ぜる。
2. 1を保存容器に入れ、表面を平らにならす。上からたっぷり白炒りごまを振る。
3. スプーンなどで縦横に線を入れ、1食分ずつに分ける。

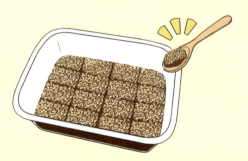

具材は、乾物であれば好きなものを入れてOK。時間のない朝でも、心と身体のために、生きた菌を摂りましょう。ちなみに、70℃以上のお湯では酵母菌が死滅するので、沸騰したお湯を注ぐのはNGです。

| 7大調味料 |
| ⑥食用油 |

# 本物の油は製法に
# こだわっている

## ● 意外とわからない油の種類

　身近にあるサラダ油はなたね、大豆、とうもろこし、ひまわりなどを原料をブレンドしているものです。サラダにそのままかけられることからサラダ油と名付けられ、香りにクセがないので、あらゆる料理に使いやすく人気が出ました。

　油の種類はいろいろあり、なたね油は西洋アブラナの種子で作られたものです。これを品種改良して作られたものがキャノーラ油で、ベニ花油、別名サフラワーと呼ばれる菊科のベニ花を原料にした油があります。米油は、米ぬかから作られる油で、酸化しづらいのもひとつの特徴。ごま油はごまが原料で、ごま100％で作った純正のごま油と、大豆や葉類などの油を調合したごまを焙煎する温度や圧縮の方法によって、香りの強さや色が異なります。オリーブオイルは、オリーブの実からできている油で、ココナッツオイルは、ココヤシの実から採れる油。パーム油脂から採れるパーム油とは別のものです。亜麻仁油は亜麻という植物の種子から作る油です。

　しかし、サラダ油は高度な精製をする過程で石油由来の溶剤で油の分解をしているものもあり、その際の溶剤は**完成前に除去されているとみなされ、法律上食品表示ラベルには記載されません**（※加工助剤と呼びます。P90を参照してください）。

## ● 油を購入するときに気をつける3つのポイント

**①テクトレをして原料の品質をチェックして選ぶ**
**②製法で油を選ぶ　③ボトルで選ぶ**

　植物油の原料にはなたね、大豆、とうもろこしなど、海外産の原料が使用されることが多いです。なので、遺伝子組み換え作物の可能性もあり、国産原料のものを選ぶことをおすすめしています。油の製法は主に3つあり、化学的に油を抽出する「抽出法」、昔ながらの製法であり一番搾りとも呼ばれる「圧搾法」、圧搾と抽出の合わせ技を使う「圧抽法」。選ぶ際は、パッケージに「圧搾」や「一番搾り」と表記されているものを選びましょう。

　容器はペットボトルではなく瓶で、瓶の色も透明なものではなく、遮光性の瓶が酸化しにくいのでおすすめです。

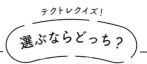

テクトレクイズ！
選ぶならどっち？

### A　バージンオリーブオイル

| 名称 | 有機食用オリーブ油 |
|---|---|
| 原材料 | 有機食用オリーブ油 |

### B　サラダ油（カロリーカット）

| 名称 | 食用調理油 |
|---|---|
| 原材料 | 食用なたね油／乳化剤 |

Bは食材の吸油量を減らすために乳化剤を添加しています。このほか食用精製加工油脂を含むものは避けましょう。海外産のなたね、大豆は遺伝子組み換えのものがあるため国産を選んでください。

正解は…A

## ● 光や熱は油の敵！　油は酸化すると劣化します

　加熱に向いている油と非加熱に向いている油があります。加熱に向いている油は酸化しにくいオリーブオイルや米油で、その中でもエキストラバージンと書いてある（圧搾法一番搾り）オリーブオイルをおすすめしています。酸度が0.8％以下の条件をクリアしているものが本物のエキストラバージンとヨーロッパではいわれていますが、日本では酸度約１％以下を満たせば、エキストラバージンオリーブオイルと名乗ることができてしまいます。この酸度の低いものこそ品質が本物でいい油という証拠になります。米油はオメガ９という成分の油で酸化しづらいのがひとつの特徴です。

　非加熱に向いている油は、ごま油と亜麻仁油です。ごま油は、血中コレステロールを下げるリノール酸が多く含まれ、このリノール酸は熱に弱いので加熱には向いていません。また、亜麻仁油も酸化に弱く、熱を加えると生臭くなってしまいます。亜麻仁油は酸化すると、過酸化脂質になり消化器官や血液の循環にも悪影響を及ぼすともいわれています。

　ちまたで流行りの油を選ぶのではなく、本物の油を選び、適量ずつ使うことで、心と身体を美しく健康に保てると考えています。

第 1 章 | 健康と美を作る 7 大調味料の真実

## 身近で手に入るおすすめの油

### 米油

米ぬかから作る植物油。玄米由来の栄養素を含み、クセがなく酸化しにくいので生食、加熱調理ともに使える。

### ごま油

白ごまを焙煎して搾った香ばしい焙煎ごま油と、生のごまを搾った太白ごま油がある。太白ごま油はスッキリクセがない味。加熱しないで、生のまま回しかけるのがおすすめ。

### オリーブオイル

オリーブの実を搾った油。一番搾りをバージンオイルと呼ぶ。このうち特に酸度が低く良質なものがエキストラバージンオリーブオイル。

### ココナッツオイル

ココヤシの実を搾った油。1度しか搾らないため、一番搾りしか存在しない。主要食用油で一番酸化に強い。

> POINT
>
> ## オリーブオイルの場合はエキストラバージンオリーブオイルを選ぼう

7大調味料
⑦みりん

# "みりん風"ではなく本みりんを選ぶ

● **本物のみりんには砂糖が含まれていない**

　みりんといえば、料理に甘みを足し、煮物作りなどに役立つ調味料のひとつです。しかし、本物のみりんには、糖類は一切含まれていません。本来の原料は、もち米、米麹、焼酎の3つだけ。蒸したもち米からもろみを作り、時間をかけて熟成させる伝統的な製法で造られたものが「本みりん」と呼ばれています。

　本みりんにはアルコールが含まれており、酒税の対象になるため価格は少し高めですが、でんぷんを分解することによるやさしい甘みと、たんぱく質を分解することによるうま味もあります。本みりんに含まれるアルコールは食材に浸透しやすく、料理の味を引き立て、うま味を閉じ込め、さらにコクや照りを加え、煮崩れ防止、臭みとり、冷めても固くなりにくくなるなど、さまざまな効果をもたらしてくれます。

　煮込み料理には本みりんをそのまま使っても大丈夫ですが、それ以外で使用する場合はアルコールを飛ばす煮切りが必要です。煮切りは、鍋でみりんを1分〜1分30秒くらい煮立たせれば、アルコール分が飛んでくれます。電子レンジを使用する際は、ラップをせずに大きめの容器を使用し、600Wで1分ほど加熱します。

ありボスおすすめ！
三河味醂

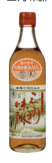

第 1 章 | 健康と美を作る 7 大調味料の真実

## ● みりん風調味料、みりんタイプって何？

スーパーでは、「みりん風調味料」や「みりんタイプ（発酵調味料）」といった名称の商品をよく見かけます。**みりん風調味料は、本みりんとは異なるもので、主に水あめや米などを原料とし、作られたもの**です。本来はもち米のところ、原料に米を使っていることで価格を抑えることができます。

一方、みりんタイプ（発酵調味料）は、米を醸造用アルコールで発酵させ、糖類や塩などを加えたものです。アルコールを使用により度数を上げ、製造期間の短縮にもなります。糖類を使うことで材料をかさ増しし、生産量を安定的に増やすことができます。これらの商品はアルコールの度数も違うため、本みりんよりも安く買えますが、本物の本みりんのような調理効果は期待できないので、本みりんと書いてあり、原材料もテクトレしてシンプルなものを選ぶようにしましょう。

テクトレクイズ！
選ぶならどっち？

### A

| 名称 | 本みりん |
|---|---|
| 原材料 | もち米、米麹、米焼酎 |

### B

| 名称 | みりん風調味料 |
|---|---|
| 原材料 | 水あめ、米、米麹の醸造調味料、醸造酢、酸味料 |

A は糖類など余計なものが含まれない本みりん。B はアルコールを含まず、醸造調味料や酸味料などを使って作られたみりん風の調味料です。水あめを含み甘みが強く感じられるため、本みりんとは異なるものです。

正解は…A

Column1

# 料理酒にはなぜ食塩が入っているの?

　スーパーの調味料コーナーに必ず置いてある料理酒。これは清酒と何が違うのか知っていますか？　実は、私たちが普段飲用として飲む清酒は、米・米麹・水を原料に、雑味を削ぎ落として造られています。一方、料理酒は米・麹をベースに、塩分、甘み、酸味などを加え、調理に使うことを目的に加工されています。製造過程で生じる雑味は、料理にコクを与えるためにあえて残されているのです。
**また、料理酒の裏のラベルを見ると原材料に塩が含まれていますが、これは酒税法によって、一定量の食塩を含めることが決められているため**です。これにより、料理酒は酒税対象外となり、飲用の清酒と比べると安く購入できるのです。料理にお酒を使うときも、原材料が少なくなるべく加工されていない清酒を使うようにしています。

### 清酒と料理酒の比較

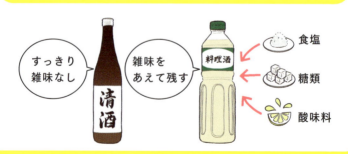

# 第2章

「本物」を見分ける

# 身近な調味料
# の選び方

冷蔵庫に溜まりがちな調味料は、
どんなもので作られているか
知っていますか？　本章で
「本物を選ぶ力」を
身につけましょう。

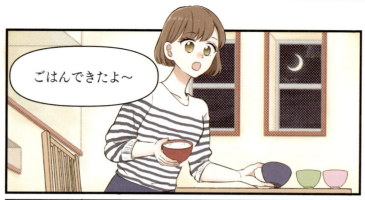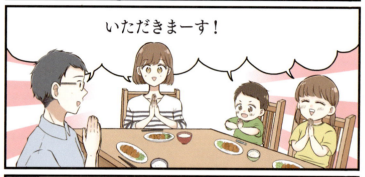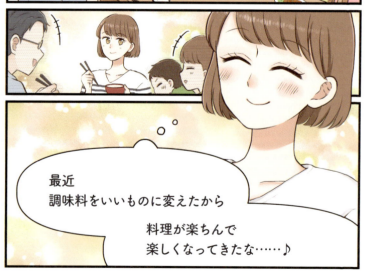

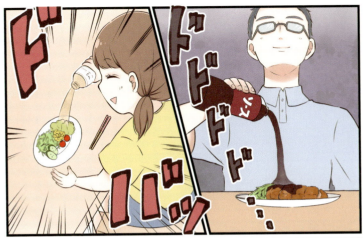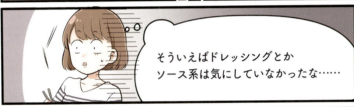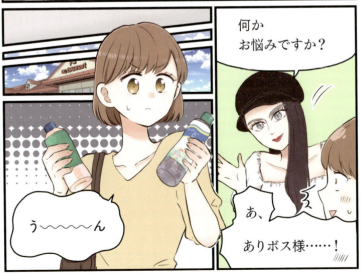

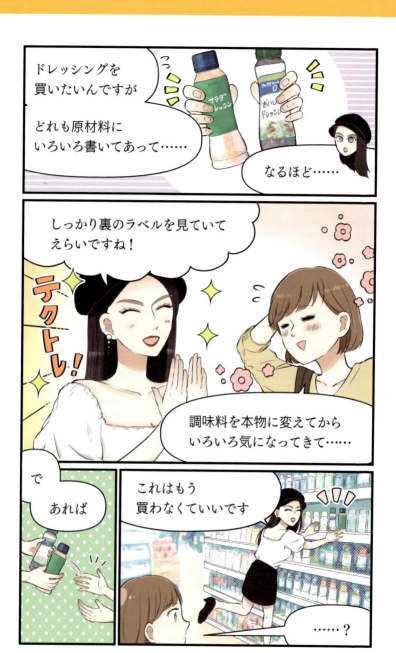

第 2 章 | 「本物」を見分ける 身近な調味料の選び方

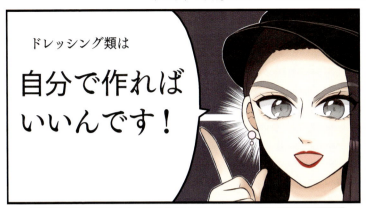

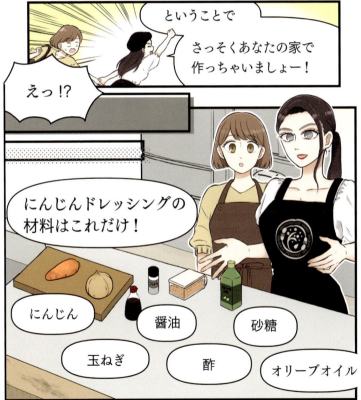

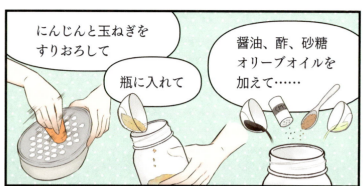
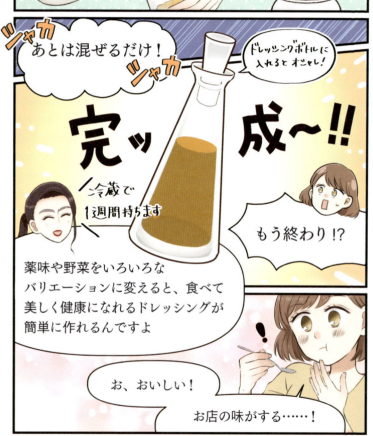

第 2 章 | 「本物」を見分ける 身近な調味料の選び方

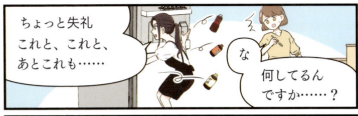
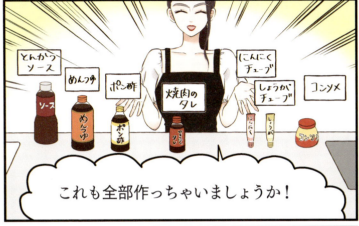
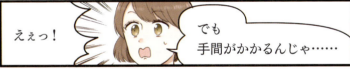
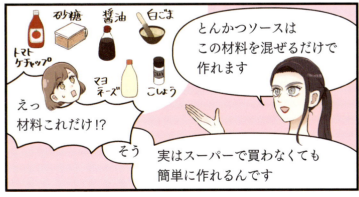

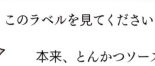

このラベルを見てください

本来、とんかつソースは
さっきの材料で作れるのに
いろいろなものが入っていますよね

●名称：中濃ソース
●原材料名：野菜・果実（トマト（スペイン・又はその他）、りんご、プルーン、レモン、にんじん、玉ねぎ）、醸造酢、砂糖類（果糖ぶどう糖液糖、砂糖）、食塩、でん粉、酵母エキス（大豆を含む）、香辛料

よくわからない材料が
たくさん書いてある……

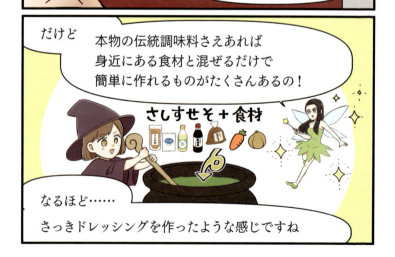

だけど 本物の伝統調味料さえあれば
身近にある食材と混ぜるだけで
簡単に作れるものがたくさんあるの！

さしすせそ＋食材

なるほど……
さっきドレッシングを作ったような感じですね

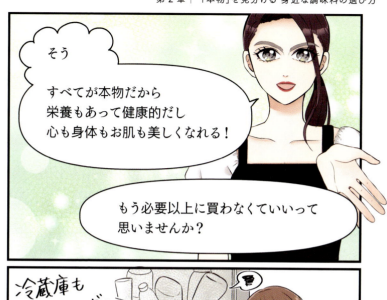
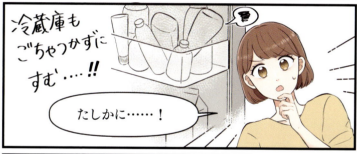
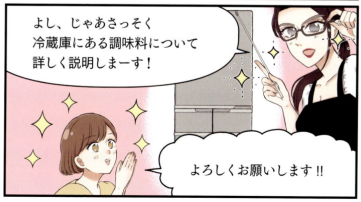

身近な調味料
だし・
めんつゆ

# 人工的なうま味に だまされないで

## ● だしのうま味はオイシイの勘違い

　うま味は、酸味・塩味・苦み・甘みと同様、味の要素である基本味のひとつ。だしは料理の基本となる味にうま味を加えるための力があり、そのうま味成分は、昆布類のグルタミン酸、かつお節類のイノシン酸、しいたけ類のグアニル酸です。

　だしの中には、うま味成分に似た味を作り出しているものがあります。普段、顆粒だしやめんつゆを使っている方は、テクトレをして裏のラベルを見てみましょう。あなたの冷蔵庫の中のだしやめんつゆにはかつおや昆布などの風味エキスや、たん白加水分解物、調味料（アミノ酸等）など、聞き慣れない成分が含まれていませんか？

　天然の昆布や醤油のうま味はグルタミン酸で、それらを置き換えたものが、グルタミン酸ナトリウムや調味料（アミノ酸）、野菜や肉、ガラのうま味はたん白加水分解物や野菜・魚などのエキスに置き換えられています。そこに精製塩を加えたものが、人工的に作り出された強いうま味の正体なのです。このような強いうま味に舌が慣れてしまうと、本来のうま味が感じにくくなってしまいます。

第 2 章 │ 「本物」を見分ける 身近な調味料の選び方

## ● 無添加には嘘つきがいる

もうひとつ気をつけたいのは、パッケージに「無添加」や「天然だし」と書かれた商品です。これらは、先ほど紹介した**たん白加水分解物、風味エキスや酵母エキスなどが含まれている商品が多くあります**。酵母エキスは、分類上「食品」となり、添加物扱いにはなりませんが、本来の無添加だしとは異なるものです。化学調味料と同じくらいに味が強く、**素材だけで作られた本物のだしとは異なるため、無添加表記があるものも、テクトレをして選ぶ**ようにしましょう。

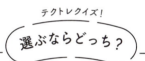

テクトレクイズ！
選ぶならどっち？

| A 無添加だし | | | B だし | |
|---|---|---|---|---|
| 名称 | だしパック | | 名称 | だしパック |
| 原材料 | 風味原料（かつお節（国内製造）、いわし煮干しエキスパウダー、焼きあご、うるめいわし節、昆布）、でん粉分解物、酵母エキス、食塩、粉末醤油、発酵調味料（一部に小麦・大豆を含む） | | 原材料 | いわし節、いわし煮干し、かつお節、昆布、椎茸 |

Aはパッケージに化学調味料、保存料無添加と書かれていますが、うま味に酵母エキスが使われています。Bは原材料にすべて自然の素材を使っています。

正解は…B

67

## ● ダシを作るのは買うより簡単！

今、世の中に出回っている顆粒だしや粉末だしはとても使いやすくて人気があります。本来であれば、素材を煮てうま味を引き出す手間が必要ですが、これらの製品はサッと加えるだけでうま味を出すことができるため、本当に便利ですよね。

しかし、こうした顆粒・粉末タイプは、素材だけで作られただしは、毎日使うには経済的に難しいのが現実です。

だからこそ、私がおすすめしたいのは、家にある材料で、簡単にすぐできて日持ちもする自家製粉末だし（右のP69参照）です。私もほぼ毎日使っています。

だしを取るのは面倒に感じるかもしれませんが、自家製の粉末だしを使うと、だしを取る必要がなく、実はとても簡単にできます。その上余計な添加物も入らず、素材本来の成分であるミネラルも多く含み、栄養をきちんと摂ることができ、子どもや大人の味覚を育てることもできます。

---

**POINT**

「たん白加水分解物」「酵母エキス」は
いわば"隠れ添加物"なので、選ばない

「化学調味料・保存料不使用」「無添加」という
オモテの表記に惑わされないで、
テクトレをきちんとする

第 2 章 | 「本物」を見分ける 身近な調味料の選び方

## だしの作り方 3 選

### 粉末だし

**保存期間 常温で 3か月**

エビなどの甲殻類アレルギーの方は貝にしてみてね！

**材料** ※乾燥に注意して！

- 干しエビ ……………………………… 5g
- かつお節 ……………………………… 10g
- 干ししいたけ ………………………… 10g
- 切り干し大根 ………………………… 10g
- わかめ（乾燥）……………………… 10g
- こうじ（乾燥）……………………… 30g

**作り方**

材料をフードプロセッサーやミキサーに入れてパウダー状になるまで粉砕する。みじん切りでもOKです。時間がある方は鉄鍋で炒るのがおすすめ。

---

### 特製めんつゆ

**材料**

醤油、かつお節 ………………………… 各適量

**作り方**

醤油とかつお節を適量ミキサーに入れ、かつお節の粒子が細かくなるまで撹拌する。気になる場合はざるでこしてから、味を見ながら水で希釈すればできあがり。そうめんやそばのつゆなどに。

かつお節はいりこなどでもOK！上の粉末だしでもできる！

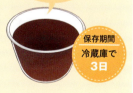

**保存期間 冷蔵庫で 3日**

---

### だし醤油

**材料**

- 昆布、干ししいたけ ……各適量
- 醤油 …………… 200ml（適量）

**保存期間 冷蔵庫で 2日**

**作り方**

密閉できる清潔な容器に昆布、干ししいたけを入れて醤油を加える。冷蔵庫で一晩置けばできあがり。具材は佃煮などに、だし醤油は料理にそのままかけたり下味に使ったりすることができる。

| 身近な調味料 |
| :---: |
| スープの素 |

# 添加物で
# できちゃう○○の素

## ● 買うなら素材の残る商品一択

コンソメの素（洋風スープの素）や中華だしの素、鶏ガラスープの素などの簡単うま味調味料は、料理においてとても便利な存在です。スープを作るだけではなく、家庭料理にうま味を足すためによく使われ、最近ではSNSや、料理本にもこれらを使ったレシピがたくさん掲載されています。

市販で商品を選ぶ際には、酵母エキスやたん白加水分解物などの素材本来のものではない、うま味の調整を一切使用していないものを選びましょう。特に、鶏やホタテなど、素材のみで作られている本物のうま味と天然の塩が使われているだしがおすすめです。

これらの素も簡単に手作りすることができます。作り方は次のP72-73で説明しますね。食材をミキサーでペースト状にしたり、オーブンにかけ粉末状にするだけで市販のものよりもうま味や栄養がたっぷりな料理の素が作れます。一度に大量生産し冷凍すると、長く保存活用することもできるのでおすすめです。素材だけで作られた自家製○○の素は減塩もでき、美も保つことができちゃいます。余計な塩分や添加物も入っていないため、手作りしたほうが体にやさしいですよ。

第 2 章 | 「本物」を見分ける 身近な調味料の選び方

## ● 鶏ガラ・中華だしの素は嘘つき無添加が隠れがち

　鶏ガラスープの材料は鶏、野菜、食塩とシンプルです。身近にある化学調味料無添加と書いてある鶏がらスープの素には、うま味調味料（アミノ酸等）は使用せず、酵母エキスなどで強いうま味成分を補っており、素材だけでできた本物のだしとは異なっています。本物のだしとは違う、いわば無添加もどきです。こだわりの商品は値段が高くなってしまう傾向にあるため、たくさん使いたい方はぜひ次のページで紹介している手作りを試してみてください！

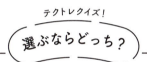

テクトレクイズ！
選ぶならどっち？

| | A　400g　1,500円 |
|---|---|
| 名称 | 鶏ガラの素 |
| 原材料 | 食塩（国内製造）、乳糖、砂糖、食用加工油脂、野菜・肉エキス（はくさいエキス、チキンエキス、酵母エキス発酵調味料、ビーフエキス、食用油脂）、香辛料、野菜エキス、醤油、果糖、酵母エキス／加工でん粉、酸味料、(一部に小麦・乳成分・牛肉・大豆・鶏肉を含む) |

| | B　250g　638円 |
|---|---|
| 名称 | 鶏ガラスープ |
| 原材料 | 鶏骨（国産）、食塩、(一部に鶏肉を含む) |

Aは食塩と砂糖を多く含み、野菜エキスや酵母エキスで味付けをしています。食用加工油脂は、製造工程でトランス脂肪酸が生成されることが。Bは自然素材のみの完全無添加です。

正解は…B

## コンソメの素の作り方

使う野菜は、セロリ、にんじん、キャベツ、じゃがいも、玉ねぎ、椎茸などなんでもOK。家にあるあまりものの野菜を皮やヘタごと！ まるまる使って作れます。具材は濾さずに、スープと一緒にミキサーにかけてください。これだけで完全無添加・栄養たっぷりのコンソメの素のできあがり。

---

### 材料

鶏肉（もも肉むね肉どちらでも可）
……………………………… 1枚
（ベーコンの場合は2〜3枚）
にんじん ……………………… 1本
トマト（小）………………… 1個
玉ねぎ ………………………… 1個
じゃがいも（中）…………… 1個
にんにく …………………… 3かけ
しょうが …………………… 1かけ
塩 …………（総重量の18〜20%）
お好きなハーブ ……… お好みで
　（ディルやパセリなどがおすすめ）
お好きな香味野菜 …… お好みで

### 作り方

1. すべての材料をミキサーやフードプロセッサーに入れ、ペースト状にする。
2. オーブンの天板にクッキングシートを敷き、1を平たくのばす。100〜120℃で2時間30分〜3時間加熱する。
3. 水分が完全になくならなくてもボロボロとほぐれるくらいになったら、1〜2日間常温で乾燥させ、フードプロセッサーで粉砕する。
4. 製氷機やジッパー付き保存袋に入れて冷凍庫に保存する。

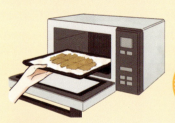

**保存期間 冷凍庫で約2か月**

もっと簡単に作るには、1のペースト状のときに製氷機やジッパー付きポリ袋に入れて冷凍保存しましょう！オーブンではなく鍋にペーストを入れて火にかけ、水分を飛ばすほうが早くできますが、焦げやすいので鍋から目を離さず、鮭フレークのようにホロホロになるまでひたすら混ぜます。

第 2 章 | 「本物」を見分ける 身近な調味料の選び方

## 中華スープの素の作り方

フードプロセッサーがない場合は、包丁でみじん切りにするか、ブレンダーを使ってください。鶏ガラスープの素、中華スープの細粒だしの代用として使うことができ、チャーハン、スープ、レバニラなどがおいしく作れます。

### 材料

米麹 ……………………………… 100g
長ねぎ …………………………… 1本
しょうが、にんにく、塩 …… 各40g
桜エビ（または干し貝柱）……… 20g
水 ………………………………… 100ml

**保存期間 冷凍庫で1か月**

### 作り方

1. 長ねぎはざく切りにする。フードプロセッサーの中に米麹と塩を入れて混ぜ、水以外の材料をすべて加える。
2. 1に水を加え、攪拌する。
3. 清潔な瓶に2を移して保管する。
4. 常温で夏場は4〜7日、冬場は7〜10日置いておき、麹に芯が残っていなければ食べ頃。芯が残っている場合はミキサーにかける。
5. 製氷機やジッパー付き保存袋に入れて冷凍庫に保存する。

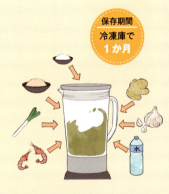

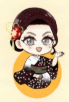

鶏ガラスープの素の作り方は、鶏肉1枚、長ねぎの青い部分2本、しょうが2かけ、にんにく2片を煮込み、フードプロセッサーやミキサーにかけるだけ。甲殻類アレルギーの人は干し貝柱でもおいしいです！

| 身近な調味料 |
| :---: |
| ポン酢 |
| （調味酢） |

# ポン酢は
# 家にあるものでできる

## ● お酢は体にいいは間違い!?

　近頃は、調味料やドレッシングの代わりとしても使える調味酢が人気を集めています。調味酢とは酢に醤油や砂糖、香辛料などを加えて味を調整したもので、すし酢やポン酢もこれらに含まれます。酢は健康にいいイメージがありますが、テクトレをして裏のラベルを見ると、市販のポン酢によく使われる成分に、果糖ぶどう糖液糖、酸味料、調味料（アミノ酸等）、カラメル色素、酵母エキスなどが添加されていることもあります。

　そもそもポン酢とは、レモンやライム、かぼすやすだち、ゆずなどの柑橘果汁と酢でできた調味料のことです。私たちの身近にある味付きポン酢は、醤油やだしを加えています。

　ポン酢は酢なので健康にいいと思いがちですが、身近なものにはさまざまな成分が含まれてしまうため、購入する必要はなく、家にある材料だけでとても簡単に作ることができます！

　自然の素材だけで作られた無添加のポン酢は、探せば見つけることができますが、とても高価なためわざわざ買わなくてもいいと私は考えています。家庭で簡単に作ることができますし、何よりも安心して食べられるのがいいですね。

第 2 章 | 「本物」を見分ける 身近な調味料の選び方

## 自家製ポン酢の作り方

基本の調味料と果汁を混ぜるだけで簡単に作れます。
だし醤油、酢、お好みの柑橘果汁をすべて同じ割合で入れてください。

---

（材料）

だし醤油（作り方はP69）、酢、柑橘果汁 …… 各50ml
※だし醤油がない場合は、だし大さじ1と1/2に醤油
　50mlを合わせてください。

（作り方）

保存瓶にだし醤油、酢、柑橘果汁を入れて混ぜる。

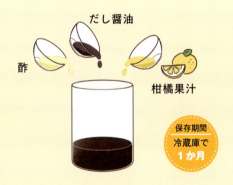

保存期間
冷蔵庫で
**1か月**

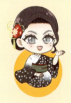

柑橘果汁はレモン、ゆず、すだち、シークワーサー
などお好みや旬の柑橘類を使ってください。
使い切れる量を作りたい場合は、だし醤油、酢、
柑橘果汁を大さじ1ずつ混ぜてください。

75

身近な調味料 ドレッシング

# シンプルな原材料が一番おいしい

## ● そもそもドレッシングって？

ドレッシングは、さまざまな種類があるため、冷蔵庫に何本も常備している方も多いと思います。

実はマヨネーズもドレッシングの一種なんです。まずはドレッシングとはどういうものかを下の図で見てみましょう。

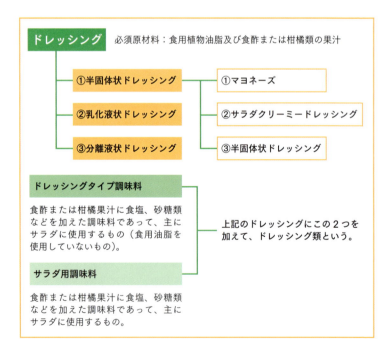

第 2 章 | 「本物」を見分ける 身近な調味料の選び方

## ● 買うなら油にこだわったドレッシングを

　基本的なドレッシングは、油と酢を2対1の割合で含んでおり、油が多くを占めています。だからこそ、油の質はとても大切です。通常、市販のドレッシングに使われている油は「食用植物油脂」と記載されていますが、これは高度に精製され、素材の栄養成分がほとんど残っていないサラダ油が使われていることが多いです。市販のものを買う際は、==原材料の風味と栄養が残った良質な油==を使ったものを選びましょう。

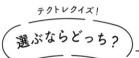

### A 有機玉ねぎドレッシング

| 名称 | 分離液状ドレッシング |
|---|---|
| 原材料 | 有機米酢、なたね油、有機玉ねぎ（北海道産）、しょうゆ（大豆・小麦を含む）、みりん、砂糖、食塩、ごま、香辛料 |

### B 玉ねぎドレッシング

| 名称 | 分離液状ドレッシング |
|---|---|
| 原材料 | 食用植物油脂（国内製造）、酢漬け玉ねぎ、にんじんピューレー、ぶどう糖果糖液糖、しょうゆ（小麦・大豆を含む）、ソテーガーリックペースト、ごま、食塩、ガーリックペースト、チキンエキスパウダー、香辛料、オニオンエキスパウダー／調味料（アミノ酸等）、増粘剤（加工でんぷん、キサンタンガム）、甘味料（ステビア） |

Bは化学調味料や増粘剤などの添加物が含まれます。Aは添加物を含まず有機食品の酢と食用油、野菜を使用。原料の産地がはっきりしており、こだわって作られていることがわかります。

正解は…A

## ● ドレッシング作りって実は簡単！

　ドレッシングは、もともと古代ローマ時代に生まれたもので、オリーブオイルに酢、塩、ハーブを混ぜ合わせたシンプルな調味料でした。だからこそ、本来ドレッシングは、家庭で簡単に作れるものなのです。本来のドレッシングは油と酢が2対1ですが、シンプルに少量のオリーブオイル、酢、レモン、塩が基本の材料になります。そこにプラスして玉ねぎや大根などの食材を加え、さらに薬味としてハーブ、青じそなどを組み合わせていくだけで、簡単に何十種類ものオリジナルドレッシングが作れます。

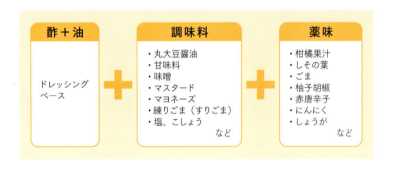

---

**POINT**

## 無添加で、質のいい油が使われているものを選ぼう

第 2 章 | 「本物」を見分ける 身近な調味料の選び方

# 簡単ドレッシングの作り方 2 選

## にんじんドレッシング

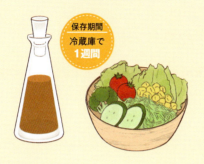

保存期間 冷蔵庫で **1週間**

**材料**

にんじん ……… 1 本
玉ねぎ ……… 1/2 個
オリーブオイル、酢、
　醤油 …… 各 100ml
砂糖（または
アガベシロップ）
　………… 大さじ 2
レモン
（くし切り、あれば）
　………………… 1 個
こしょう（あれば）
　………………… 少々

**作り方**

すりおろし器で、にんじんと玉ねぎをすりおろす。清潔な瓶にオリーブオイル、酢、醤油、砂糖、すりおろしたにんじん、玉ねぎを入れ、お好みでレモンを搾る。こしょうを振り、瓶のフタをしめてよく混ぜたらできあがり。にんじんはヘタと皮も栄養たっぷりなので丸ごとすりおろすのがポイント。

---

## ごまドレッシング

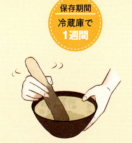 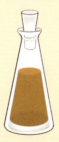

保存期間 冷蔵庫で **1週間**

**材料**

白炒りごま、
　マヨネーズ
　……… 各大さじ 2
砂糖 ……… 大さじ 1
醤油、ごま油
　……… 各小さじ 1
酢 ……… 小さじ 2
塩、こしょう
　………… 各少々

**作り方**

すり鉢でごまをする（ごまは市販のすりごまを使っても OK）。清潔な瓶にすったごまと残りの材料をすべて入れ、瓶のフタをしめてよく混ぜる。

## 身近な調味料 マヨネーズ

# 70%以上は油だから油の質に気を付けて！

## ● カロリーハーフのカラクリ

　本来のマヨネーズの原料は油、卵、酢、塩の4つからできています。そのうち全体量の約70%を油が占めています。ダイエット中にカロリーが気になる方は、カロリーオフやカロリーハーフのマヨネーズを選びがちですが、そこで疑問に思ってほしいのは、本当にカロリーが半分で同じ商品になっているのか？　ということです。ダイエット中の方が喜ぶように考えられたのが、使う油の量を半分にしたカロリーハーフやカロリー50%オフなどの商品です。マヨネーズ独特の粘り気やトロトロ感は、油のおかげで出るものなので、油を半分にしてしまうと、サラサラの柔らかさになってしまいます。そこで、添加されるのが食品に粘りやトロトロ感を与える増粘安定剤などの食品添加物です。さらに酸っぱさは酸味料、うま味はたん白加水分解物や調味料（アミノ酸等）で味付けされています。いろいろと手を加えられているカロリーハーフのマヨネーズを選ぶよりも、ソイマヨネーズに置き換えたり、手作りをして少量使うなど、工夫をするほうがよっぽどダイエットや美容にも効果的です。

　ちなみに、私もマヨネーズを手作りしています。作り方はとても簡単なので、ぜひみなさんも試してみてください。

第2章 | 「本物」を見分ける 身近な調味料の選び方

## 無添加マヨネーズの作り方

混ぜるだけで簡単に作れます！ 油は必ず酢のあとに入れてください。
材料にこだわった市販のマヨネーズを買うより、圧倒的にコスパがよ
いです。

------------------------------------------------

### 材料

卵黄 ……………………………… 1個
油（遺伝子組み換えでないもの）
……………………………… 150ml
酢 ………………………… 大さじ1
A [ 塩 …………………… 1～2つまみ
こしょう ………………………… 少々
にんにく、はちみつ、マスタード
……… 各小さじ1（お好みで）

### 作り方

1 縦長の密閉できる容器に、卵黄を入れる。

2 1に酢、油を順に加え、さらにAを加える。

3 ハンドブレンダーで2を混ぜる。油が浮きあがってきたら、ブレンダーを上下に動かして全体を乳化させる。

## ソイマヨネーズの作り方

### 材料 豆腐を使う場合

絹ごし豆腐 …………………… 150g
油（遺伝子組み換えでないもの）
……………………………… 60ml
酢 ………………………… 大さじ1
塩 …………………… 1～2つまみ

### 材料 豆乳を使う場合

無調整豆乳 …………………… 50ml
油（遺伝子組み換えでないもの）
……………………………… 100ml
酢 ………………………… 大さじ2
塩 …………………… 1～2つまみ

### 作り方

1 縦長の密閉できる容器に水切りした豆腐または豆乳と油を入れ、ハンドブレンダーで混ぜる。

2 なめらかになったら酢、油、塩を加えてハンドブレンダーで混ぜる。油が浮きあがってきたら上下に動かして全体を乳化させる。

> **身近な調味料**
> **トマト
> ケチャップ**

# 安いケチャップほど
# ポッチャリのもと

## ● 実はマヨネーズより太りやすいケチャップ!?

　実はケチャップは手作りをしようとすると、トマト、玉ねぎなどの野菜に加え、砂糖、塩、酢、スパイスなどをコトコト30分〜1時間ほど煮込み、手がかかります。ケチャップの甘みは、じっくり煮詰めることで引き出されているのです。市販のケチャップは、この工程を短縮し、コストを抑えるために、ぶどう糖果糖液糖（P135参照）などで甘みを出していることもあります。

　そんなトマトケチャップの糖質は大さじ1杯あたり約3.2g、ちなみにマヨネーズだと大さじ1杯あたり約0.2gです。ぶどう糖果糖液糖が含まれているトマトケチャップを選ぶより、素材本来の味が生かされているトマトケチャップやマヨネーズを少量を使うほうがダイエットには効果的です。とはいえ、市販でもしっかり選べば、トマトの自然な甘みを活かした美味しいケチャップもあります。ここでも家で作る場合と同様に、田舎のおばあちゃんの家の台所にあるような、できるだけ添加物などの余計なものが入ってない、自然素材だけを使って作られたものを探しましょう。

第 2 章 | 「本物」を見分ける 身近な調味料の選び方

## ● 塩分・糖質50％カットのケチャップに注意

　塩分・糖質・カロリー50％カットや、リコピン増量、無着色の表記などが、表ラベルに書かれているケチャップも健康的なイメージにリンクされやすく、人気です。きちんと原材料名をテクトレしてみると、**トマトは残留農薬が心配な輸入のものや、酸味料などの添加物も含まれています**。表のラベルだけで判断するのではなく、トマトの原産国が安心できるものや添加物不使用のものを選ぶようにしましょう。

　ちなみに、リコピンとは、トマトに入っている赤色の色素のことで強い抗酸化作用があり、しみやしわ、免疫機能低下の予防や改善に効果があるといわれている成分です。さらに、リコピンは熱に強く、焼く・煮る・蒸す・炒めるなど加熱をすることで、体内に吸収しやすくなるので、ケチャップのみから摂るのではなく、トマト料理からも摂るようにしましょう。

### テクトレクイズ！ 選ぶならどっち？

**A** 275g　359円

| 名称 | トマトケチャップ |
|---|---|
| 原材料 | トマト（輸入）、糖類（砂糖、ぶどう糖果糖液糖）、醸造酢、玉ねぎ、食塩、香辛料、にんにく／酸味料 |

**B** 200g　659円

| 名称 | トマトケチャップ |
|---|---|
| 原材料 | 有機トマト（国産）、有機砂糖、有機醸造酢、食塩、玉ねぎ、香辛料 |

Aにはぶどう糖果糖液糖が含まれています。Bは国産の有機トマトを100％使用し、砂糖、酢も有機製法のものを取り入れています。余計なものを加えていないので、Bがおすすめ。

**正解は…B**

| | 身近な調味料 |
|---|---|
| | 焼肉の タレ |

# 焼肉のタレは
# 手作り一択

## ● 裏ラベルのテクトレをしよう

　長きにわたり人気があり、売れている焼き肉のタレをテクトレして、裏のラベルを見てみましょう。

| 原材料名 | 果実ピューレ（りんご（国産）、もも、うめ）、醤油、砂糖、果糖ぶどう糖液糖、調味料(アミノ酸)、はちみつ、酢、食塩、白ごま、オニオンエキス、ごま油、たん白加水分解物、にんにく、／カラメル色素、香辛料抽出物（一部に小麦・ごま・大豆・もも・りんごを含む） |
|---|---|

　スラッシュより前が食品、後ろが添加物なので、このラベルを見ると2つしか添加物は入っていないように思いますね。実は<mark>上記のラベルのようなタレには、何十種類も添加物が使われていることがあります</mark>。それには表示のからくりがあり、原材料に書いてある添加物のほかに、スラッシュより前の食品の中にも、見えない添加物が存在していることもあるからです。これらを「キャリーオーバー」（P90参照）といい、原材料の製造過程で使われている添加物は表示をしなくていいため、消費者は隠れ添加物の入ったものを知らないまま購入してしまっているのです。

第 2 章 | 「本物」を見分ける 身近な調味料の選び方

# 10秒でできる焼肉のタレの作り方

少ない材料で簡単にできちゃう焼肉のタレです。
レモン汁を加えるとさっぱりした味に。

## 材料

生かえし ………………………………………… 240ml
本みりん（あれば）…………………………… 大さじ1
味噌 …………………………………………… 大さじ1と1/2
ごま油 ………………………………………… 大さじ1と1/2
にんにく、しょうが、ごま、こしょう ……… お好みで

※生かえしがない場合は醤油とはちみつやアガベシロップなどで代用できます。

## 作り方

1. すりおろし器でしょうがとにんにくをすりおろす。

2. 材料をすべて混ぜ、保存容器に入れる。

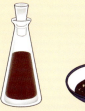
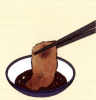

**保存期間**
**冷蔵庫で**
**3〜5日**

1回分ずつ小分けにして冷凍すると2週間日持ちします。
辛い味が好きな人はコチュジャンも手作りしてみましょう！ 材料は絹ごし豆腐小さじ1、味噌、塩麹（作り方はP157参照）、粉唐辛子各小さじ1/2です。
ぜひ試してみて。

85

**身近な調味料 ソース**

# ソースは野菜の種類より添加物が多いかも !?

## ● ソースは本来野菜ベース

ソースの主原料は野菜や果物ですが、トマトケチャップと同じく**市販品には醸造酢や果糖ぶどう糖液糖などの糖類が多く含まれているものがたくさん**あります。さらに、**アミノ酸などの人工調味料で味を調え、じっくり熟成したソースのように、カラメル色素で色をつける製品も**珍しくありません。

これらのソースの中にもシンプルな原料だけを使い、ぶどう糖果糖液糖や酵母エキス、カラメル色素が含まれていないもので、さらに農薬や化学肥料の心配が少ないオーガニックのソースもあります。

| ソースの種類 | 特徴 |
|---|---|
| ウスターソース | 野菜や果実の繊維質が少なめでとろみが弱く、さらりとした液状。やや辛口。 |
| 中濃ソース | ウスターととんかつの中間ぐらいのとろみ。味わいのも辛みとマイルドさがある。 |
| とんかつソース | 果実を多く使用し、繊維質も多いため、とろみが強い。マイルドな味わい。 |
| お好み焼きソース | 野菜や果実がより豊富に使われ、粘度も高い種類が多い。お好み焼きを引き立てる味。 |
| 焼きそばソース | 粘り気が少なくサラサラ。香辛料が香ばしく、かつおなど魚介だしが入っている製品も多い。 |

野菜、果実、酢、香辛料、甘味料など原材料のベースは同じでも配合などの違いで味や糖度が異なります。

第 2 章 | 「本物」を見分ける 身近な調味料の選び方

テクトレクイズ！

## 選ぶならどっち？

### A 有機中濃ソース

| 名称 | 有機中濃ソース |
|---|---|
| 原材料 | 有機野菜・果実（りんご、にんじん、トマト、その他）、有機醸造酢（りんご酢、米酢）、食塩、香辛料、有機醤油（大豆・小麦を含む、大豆：遺伝子組み換えでない）、有機こんにゃく粉、麦芽水あめ |

### B 中濃ソース

| 名称 | 中濃ソース |
|---|---|
| 原材料 | 野菜・果実（トマト、プルーン、りんご、にんじん、その他）、醸造酢、砂糖類（ぶどう糖果糖液糖、砂糖）、食塩、しょうゆ（大豆・小麦を含む）、馬鈴薯でん粉、酵母エキス（大豆を含む）、香辛料／増粘剤（加工でんぷん） |

Bの主原料は醸造酢と糖類になっています。酵母エキスでうま味を出しています。Aは野菜と果実を主原料に、調味料にもこだわっています。

正解は…A

---

## お手軽とんかつソースの作り方

**材料**
ケチャップ ………… 大さじ2
醤油、マヨネーズ
　　………………… 各大さじ1
砂糖 ………………… 小さじ1
白すりごま、こしょう
　　………………… お好みで

焼肉のタレ
（P85を参照）大さじ1、
中濃ソース大さじ2、
ケチャップ小さじ1を
混ぜ合わせても
作れます。

**作り方**　ボウルにすべての材料を入れ、よく混ぜる。

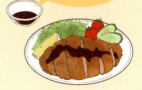

身近な調味料 にんにくチューブ

# にんにくチューブの風味は作られている！

## ● "生にんにく"という表記でも、生ではない

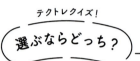

テクトレクイズ！
選ぶならどっち？

**A　おろし生にんにく**

| 名称 | おろしにんにく |
|---|---|
| 原材料 | にんにく（中国）、にんにく加工品、食塩／ソルビット、セルロース、酸味料、増粘剤（キサンタン）、香料 |
| 原産国名 | 日本 |

**B　ガーリックペースト**

| 名称 | 有機調味料 |
|---|---|
| 原材料 | 有機にんにく加工品（有機にんにく）、有機食用ひまわり油、食塩、有機濃縮レモン果汁 |
| 原産国名 | フランス |

　Aのラベルを見ると、一番多く入っているのが中国産のにんにくで、その次ににんにく加工品、精製された食塩、添加物にソルビット、セルロース、酸味料、増粘剤（キサンタン）、香料などが含まれています。一方、Bのラベルを見てみると有機にんにく加工品（有機にんにく、有機食用ひまわり油、有機濃縮レモン果汁）で中身もきちんと記載され、余計なものが入っていません。さらに、食品規制が厳しいフランスが原産国のため安心して選ぶことができるのもポイント。皮むきは大変ですが、自家製のにんにく調味料は風味も別格でおすすめ。

第 2 章 │ 「本物」を見分ける 身近な調味料の選び方

# 無添加にんにく調味料の作り方 2選

## 和食に使えるにんにく麹

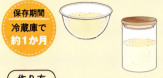

**保存期間 冷蔵庫で約1か月**

**材料**

にんにく…………1個（6かけ程度）
米麹……………………………100g
天然塩…………………………40g
水………………………………100ml

**作り方**

1. ボウルに米麹を入れ、塩を加えて手で混ぜる。
2. 皮をむいたにんにくをみじん切りにする（フードプロセッサーなどを使ってもOK）。1ににんにくを加え、よく混ぜて水を加える。
3. 清潔な保存瓶に2を入れ、夏場は4～6日、冬場は7～10日木べらなどで1日1回混ぜ、常温で発酵させる。フタをして冷蔵庫で保管する。

冷凍だと3カ月もちます。

---

## 洋食に使いやすいにんにくオリーブオイル

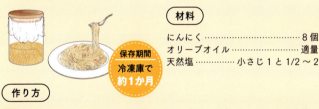

**保存期間 冷凍庫で約1か月**

**材料**

にんにく……………………………8個
オリーブオイル……………………適量
天然塩…………小さじ1と1/2～2

**作り方**

1. 皮をむいたにんにくをみじん切りにする（フードプロセッサーなどを使ってもOK）。
2. 清潔な保存瓶に1を入れ、にんにくが浸かるまでオリーブオイルを注ぐ。塩を加えてよく混ぜる。ラップをしてからフタをし、冷凍庫で保存する。

そのまま使うのはもちろん、ローリエ、バジル、ドライトマト、唐辛子を入れて、パスタや魚介類の炒め物の隠し味に使えばお店のような味に。

## Column2

# 入っているのに見えない添加物「書記イカ」さんを覚えて

　特定の条件にあてはまれば、食品表示法によって表示を免除される添加物があるのです。私たちが日頃口にしている添加物は、自分で認識している以上に多いということを知ってほしいです。原材料名には書かなくてもいいのが「書記イカ」さんなので、テクトレしていても添加物が見えないこともあります。

**表示しなくてもいい「書記イカ」さん**

- **ショ** 小包装・小分け
- **キ** キャリーオーバー
- **イ** 一括表示
- **カ** 加工助剤

---

| **小包装・小分け** | 例えば栄養強化の目的で使用されるビタミン類、ミネラル類、アミノ酸類については、表示を省略できる（ただし特別用途食品、機能性表示食品は除く）。 |
|---|---|

---

**キャリーオーバー**

添加物Aを含む原材料を使って加工食品を作るとき、加工食品に含まれる添加物Aが微量で働きが有効でない場合は、表示を省略できる。

> **例** 醤油せんべいに使われる醤油に、保存料や着色料などの添加物が含まれていても、その添加物は表示されない。

---

**一括表示**

食品衛生法で定める14種の一括名で表示される添加物について、複数の添加物をまとめて一括表示することができる。

> **例** 塩化アンモニウム、グルコン酸カリウム、炭酸カルシウムなど16種の添加物→「イーストフード」で一括表示。

---

**加工助剤**

食品の製造過程で使われるけれど、最終的な食品にはほとんど残らない物質のこと。キャリーオーバーと似ていますが、加工助剤は最終製品にほぼ残らないため、表示義務がない。

> **例** 豆腐の製造工程において、大豆汁の消泡の目的で添加するシリコーン樹脂は、豆腐の食品表示ラベルには表示されない。

# 第 3 章

食材のおいしさを知る

# 野菜と生鮮食品の選び方

毎日の食卓に並ぶ野菜や肉、お米や卵などの生鮮食品。食材選びは、栽培方法や飼育方法を知ることがとても大切です。

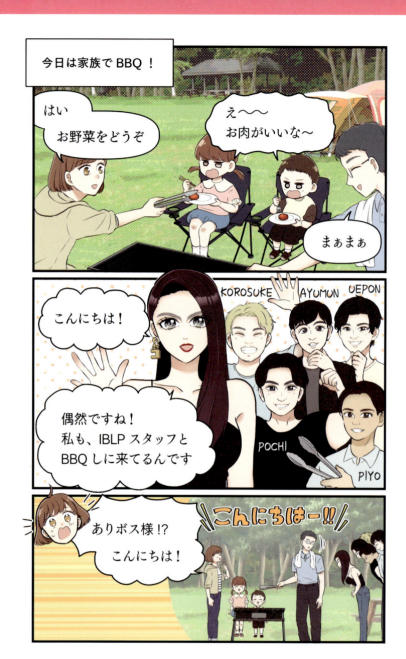

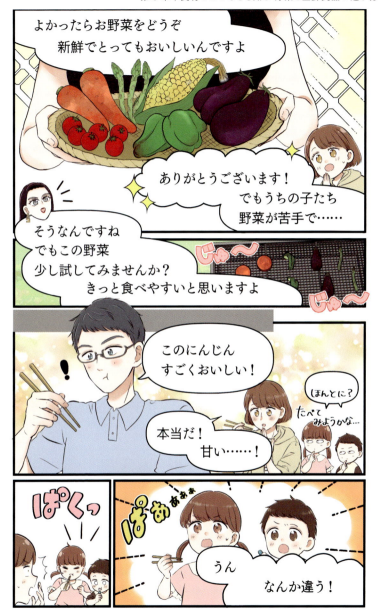

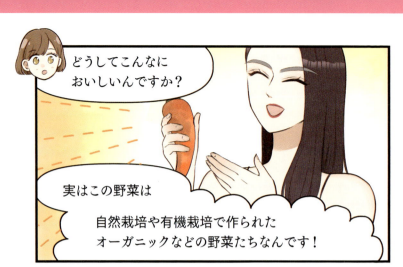

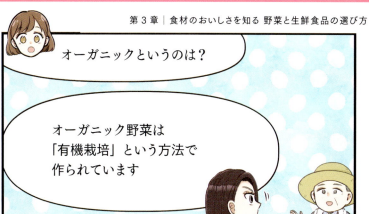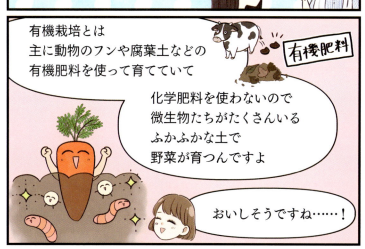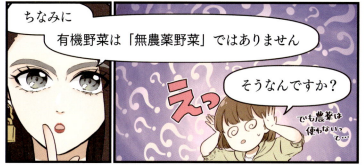

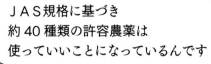
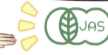
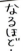
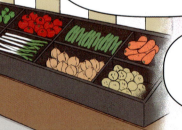
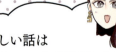

第３章｜食材のおいしさを知る 野菜と生鮮食品の選び方

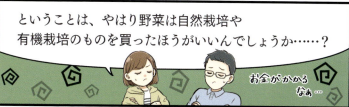

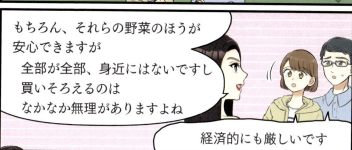

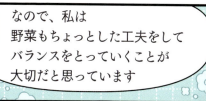
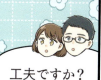

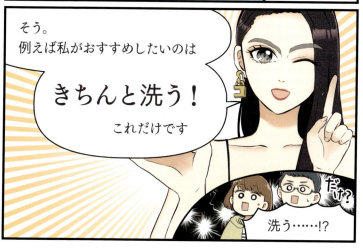

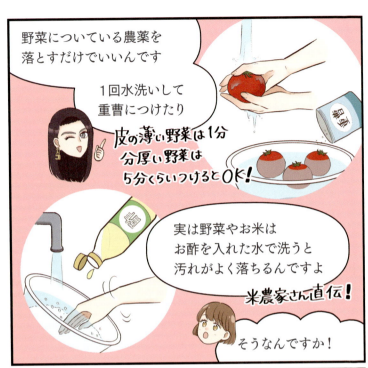
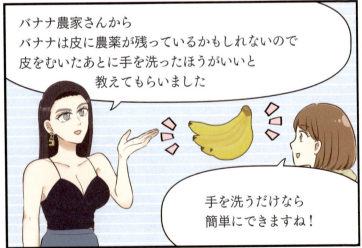

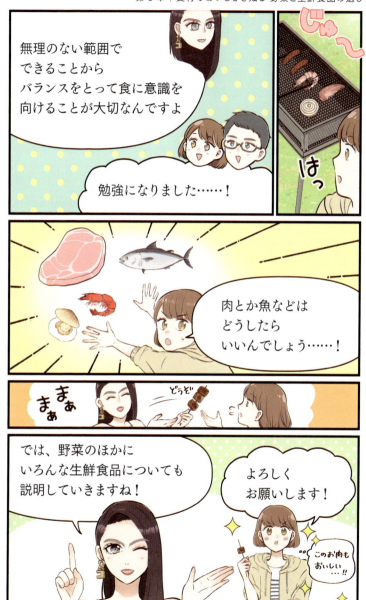

**生鮮食品　米**

# お米は栽培方法が選ぶポイント

## ● 栽培法にこだわったお米が安全でおいしい

　日本人の主食であるお米は、**毎日の食卓に欠かせないパワーの源です。毎日のように口に入れるものだからこそ安心なものを選びたい**ですよね。米という文字を分解すると八十八と書くとおり、米の栽培には88の手間をかけると農家さんに以前教わりました。

　**稲は害虫や病気に弱い作物のひとつであり、稲には、虫から身を守るための殺虫剤や病気を予防してくれる殺菌剤、雑草の繁殖を抑えてくれる除草剤など、さまざまな農薬が欠かせないといわれています**。白米と玄米の違いは、精米しているものが白米、精米してい

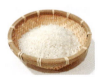 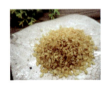

| 白米 | 玄米 | 発芽玄米 |
|---|---|---|
| 胚芽等をきれいに取り除いた米。胚乳という部分のみを残した状態 | もみ殻だけを取り除いた状態の米。精米されていないため栄養素を豊富に含む | 玄米に水を与えて少し発芽させた米。栄養は発芽して増える栄養素と減る栄養素がある |
| 食感：もっちり<br>特徴：消化効率が高い<br>血糖値：上がりやすい | 食感：パサパサ<br>特徴：低GI、便秘改善<br>血糖値：上がりにくい | 食感：プチプチ<br>特徴：ギャバ豊富、血圧の安定<br>血糖値：上がりにくい |

ないものが玄米です。

　精米とは、米（玄米）の果皮と胚芽、ぬかを取り除く作業のことです。玄米の中でも発芽玄米は、玄米がもみ殻を除去した状態の米であるのに対し、発芽玄米は玄米をほんの少しだけ発芽した状態の米です。それぞれ見た目や栄養素、食べた後の血糖値などが大きく変わります。


## ● 農家さん直伝の米の洗い方

　自然栽培や有機栽培の米は、環境に左右され、手間がとてもかかるので、流通も安定しづらくたいへん貴重です。毎日の食事に取り入れる米は野菜と同様に、洗い方を工夫することで、残留農薬を落とすこともできます。私が米農家さんのところにおじゃました際に、「もし農薬が不安であれば米を研ぐ際にお酢を入れてごらん」と教えてもらいました。酢には強い殺菌効果があり、さらに炊き上がりもふっくらさせてくれます。

　身近にある米を新米か古米か見分けるには、米袋の表示で産年（収穫した年）を確かめることができます。ブランド米などの一部には、表示義務がないため、産年が書かれていないこともあります。

　また、玄米は白米に比べて栄養価が高いものの、胚芽部分に農薬が残りやすいので、特にしっかり洗うことをおすすめします。また、収穫から時間が経った古米（古い米）は水分量が少ないので、新米や精米から間もないものを選んだほうが、みずみずしいおいしさを味わえます。

| 生鮮食品 |
|---|
| 野菜 |

# 有機野菜って いったい何?

## 野菜の栽培方法の種類

| | 栽培方法 | メリット | デメリット |
|---|---|---|---|
| 慣行栽培 | 各地域で農家の多くが実践する農作物の栽培方法。農薬取締法において「農薬使用基準」として農薬の使用量や濃度、対象農作物などが定められており、遵守が義務付けられている。 | 収量量が多く安定的に確保できる。 | 化学肥料による水質汚染につながる。 |
| 特別栽培 | 化学肥料や農薬の使用量を通常の半分以下に抑える方法。地域の慣行レベルに比べ、節減対象農薬の使用回数が50%以下、化学肥料の窒素成分量が50%以下で栽培された農産物。 | 環境への負荷を減らしつつ、収穫量と品質を維持しやすい。 | 慣行栽培よりも手間がかかる。 |
| 有機栽培 | 化学肥料などを使用せずに栽培する方法。「有機農業推進法」において、以下のように定義されている。①化学的に合成された肥料及び農薬を使用しないこと②遺伝子組換え技術を利用しないこと③農業生産に由来する環境への負荷をできる限り低減した農業生産。 | 健康に気を遣う消費者に人気がある。 | 収穫量が不安定。価格設定が高め。 |
| 自然栽培 | 肥料や農薬を一切使用せず、自然の力を活用して作物を育てる方法。自然栽培全国普及会や自然栽培協会などがそれぞれ定義。 | 作物本来のおいしさを引き出せる。 | 環境の影響も受けやすく、価格設定が高め。 |

## ● 栽培方法によって野菜の安全性が違ってくる

　まずは日本における主な4種の栽培法を、上の表から知っておきましょう。「慣行栽培」は日本国内はもちろん、世界中で広く一般的に行われている栽培方法で、農薬や化学肥料の使用を低減した「特別栽培」や「有機栽培」と区別するために、この名称が用いられて

います。「自然栽培」は農薬はもちろん、肥料さえも施さず、土本来の力だけで栽培を行う方法です。

　自然栽培や有機栽培で育てられた野菜を選ぶのがいいのはみなさんおわかりになると思いますが、身近にはなかったり、お値段も少し高めの設定です。有機農法を実践している農家によっては、農薬として定義されているものは一切使用しない場合もあれば、生物由来の農薬を使用する場合もあります。化学的なものを土に施さなければ、有機農法の定義から外れないからです。

　また、有機JASの認証を受けた畑で栽培された作物のみ「有機野菜」と表示できます。

## ● 有機野菜は「無農薬野菜」とは違う？

　一般的に「有機栽培」は「無農薬栽培」と捉えている方も多いでしょうが、**有機栽培＝無農薬の野菜ではありません**。「無農薬」と記された野菜にはどのように栽培されたのか確認してみるのがおすすめです。

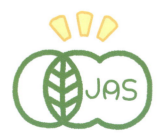

**有機JASマーク**

農林水産省が定めた規格に基づいて栽培を行う事業者のみが認証を受けて表示することができるマーク。「オーガニック」や「有機」といった名称を使用することが認められている。

食の安全についてもいろいろな情報が出回り、「どの栽培方法で安全・安心な野菜が作れるのか？」と疑問に思いますが、さまざまな条件によって「有機栽培」の概念が違ってきます。私はどうやって野菜を育てているか、農家さんを直接訪ねて「この野菜はどのように作られているのか？」を自分の目で確認しています。

## ● 今すぐできる野菜との付き合い方

　慣行栽培の野菜より、有機栽培や自然栽培で育てられた野菜を選びたくても、身近になかったり、金額も高くなってしまう傾向にあるので、誰にでもできる野菜選びを紹介します。

　日本には四季があり、その時期の旬の野菜は、私たちが必要とする成分を豊富に含んでいるので選ぶことをおすすめします。さらに、旬の野菜は収穫量が多くなるため、新鮮で安い値段で入手できるのもうれしいポイントの一つです。カット野菜は、長期間保存できるように消毒や殺菌されているため、なるべく素材の形そのものを選ぶのがおすすめです。さらに、産地や土壌環境、生産者さんの顔や名前、育て方などが表示されている野菜を選ぶほうが安全性が高いです。

　野菜の残留農薬は、洗い方を工夫することで落とすことができます。

### POINT

## 旬の国産野菜を選び、きちんと洗う

第 3 章 | 食材のおいしさを知る 野菜と生鮮食品の選び方

# 農薬の減らし方3選

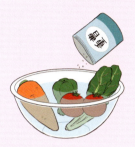

## お酢や重曹で使う

ボウルにひとつまみの重曹と水を入れて混ぜ、30秒ほど野菜を漬けてから流水で洗い流します。重曹は残留農薬を取れやすくする働きがありますが、よく溶かしてから使ってください。お酢の場合は、皮が薄い野菜は1分、皮が分厚い野菜は3〜5分漬けて、最後に水ですすぎます。

## 塩もみする

切った野菜に塩を振り、もみ込んでから流水で洗い流します。きゅうりなどは表面に塩をまぶしてからまな板にこすりつける板ずりを10回ほどして残留農薬を染み出させることができます。
きゅうりはヘタを切って30秒くらい切り口にこすり合わせると、アク抜きができて、えぐみが取れます。

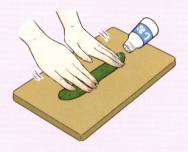

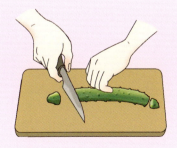

## 農薬の多いといわれる先端をカット

慣行栽培の野菜や果物は、先端を切ったり、皮を少し厚めにむくのもおすすめ。

105

| 生鮮食品 |
| 果物 |

# 遠い国から来ても
# 安い理由⁉

## ● ツヤツヤピカピカの見た目で決めないで

　ツヤツヤと輝く外国産のオレンジやグレープフルーツなどの柑橘類を手に取ったとき、手にべったりと薬品がついた経験はありませんか？　これは柑橘類の皮に塗布されるワックスや防カビ剤が原因です。**海外から輸入する柑橘類はコストを抑えるため、船便で運ばれます。その際、青カビが生えやすくなるため、収穫後に農薬を吹きかけることにより、青カビの成長を止めています**。これらは健康に影響が出ないように管理がされており、農薬中毒になることはないといわれていますが、基準値を超えた使用量が発見されることもあります。

　防カビ剤とは「ポストハーベスト」と呼ばれ、ポストは「〜の後」、ハーベストは「収穫」という意味で、収穫後に農薬を使用することです。日本では果物の収穫後のポストハーベストは禁止されていますが、輸入される果物に関しては限定的に認められています。海外から輸入された果物を選ぶ際は、イマザリル、オルトフェニールフェノール（OPP）、チアベンダゾール（TBZ）という表記のないものを選び、仕方なく選ぶ際には必ずよく洗い、皮を厚めにむくのがおすすめです。

　日本国内で栽培され、春夏秋冬ならではの旬の果物を楽しみましょう。春はいちご・甘夏・さくらんぼ・びわ、夏はスイカ・メロ

第3章 | 食材のおいしさを知る 野菜と生鮮食品の選び方

ン・桃・ぶどう、秋は柿・梨・栗・いちじく、冬はみかん・りんご・レモンなど、その時期に自然な栄養をたくわえて一番おいしさが増す果物を選んでください。

## ● バーコードの番号で栽培方法が確認できる

**皮ごと食べても安心な安全性の高い果物は、やはり有機栽培のものです。**野菜やお米と同様に、有機JASマーク、特別栽培、自然栽培の表示がつけられているものを探してみてください。

ちなみに海外産の果物にも有機栽培のものが存在します。**有機栽培かどうか見分ける方法として、シールのバーコードに表示された4、5桁のPLUコードを覚えておくと便利です。**

「9」ではじまる5桁が有機栽培の目印。

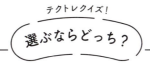

テクトレクイズ！
選ぶならどっち？

### A

| 名称 | バナナ |
|---|---|
| PLUコード | 94011 |

### B

| 名称 | バナナ |
|---|---|
| PLUコード | 4011 |

Aは9ではじまる5桁のコードなので、化学肥料や農薬に頼らない有機栽培のバナナであることがわかります。Bのように3か4からはじまる4桁のコードは化学肥料や農薬を使用した慣行栽培のものです。

正解は…A

107

| 生鮮食品 |
| 牛肉 |

# 霜降りの肉は
# 本当においしい？

## ● 意外と知らない、国産牛と和牛の違い

高級な牛肉というと、ほとんどの方はサシがたっぷりと入った霜降り肉のイメージがありませんか？ たっぷり脂肪が入っている霜降り肉は高級牛肉の代名詞といえます。実は脂肪が混ざった状態には自然なものではない場合もあるのです。

さらに、国産の牛肉には、「国産牛」と「和牛」の2種類があります。

オーストラリア産やアメリカ産の牛肉は比較的安価に販売されていますが、**オーストラリア、アメリカ、カナダなどでは、日本では**

### 和牛・国産牛・外国産牛の違い

| 和牛 | | |
|---|---|---|
| 定義 | 日本の在来種をもとに作られた食用肉専用の牛の品種 | |
| 品種 | 黒毛和牛、褐毛和種、日本短角種、無角和種の4種とこれらの交雑種 | |
| 飼育期間や場所 | 飼育期間や場所は関係なし | |

| 国産牛 | | |
|---|---|---|
| 定義 | 品種や生まれた土地に関係なく、生まれてから出荷までの間、最も長く日本で飼育された牛 | |
| 品種 | 品種や出生地は問わない | |
| 飼育期間や場所 | これまでの飼育期間の中で最も長い期間を日本国内で飼育されている牛 | |

| 輸入牛（外国産牛） | | |
|---|---|---|
| 定義 | 食肉用や乳用、畜産業の育成のために外国から日本に輸入された牛 | |
| 品種 | 品種は問わない | |
| 飼育期間や場所 | これまでの肥育期間で最も長い期間を日本国外で飼育されている牛 | |

==禁止されている牛へのホルモンの投与が認められており==、人の健康に及ぼす影響が世界でも問題視されています。

霜降り肉を作るために牛舎に収容して運動させず、穀物のエサを与え脂肪を増やす方法があり、インジェクション脂肪注入加工肉という、剣山のような注射針を牛肉に刺して、牛脂や添加物などを注入する方法もあります。これを施せばパサパサで肉質が固く安価な牛肉も、人工的に霜降り肉へと様変わりします。

## グレインフェッドとグラスフェッドの違い

**グレインフェッドビーフ**

穀物飼料メインで育てた牛肉のこと。穀物飼料は、とうもろこし・大豆・ビールかすなど。

**グラスフェッドビーフ**

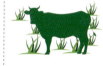

牧草メインで育てた牛肉のこと。牧草がメインのため、飼育環境は広大な敷地が必要。

## ● おいしくて鮮度がいい牛肉の見分け方

スーパーで牛肉を選ぶポイントは２つあります。１つ目はドリップが出ていないこと。ドリップとはパックを傾けたときに溜まっている血水のような液体です。これは長い時間が経ち、肉のうま味成分が流れ出てしまっている状態を示しています。肉の下に敷いてある白いシートが赤く染まっていないかチェックしてみましょう。さらにもうひとつのポイントは、脂肪の色が乳白色なものにしましょう。牛の脂肪が乾燥していて、赤味の部分からはがれかけていたり、色が黄色っぽくなっているものは鮮度が落ちている証拠です。

生鮮食品
鶏肉・豚肉

# お肉はエサや育つ環境が重要

## ● 鶏肉がいつでも安く手に入るのはなぜ？

　国内で流通している鶏肉の9割は「ブロイラー」という品種の鶏です。ブロイラーは短期間で出荷するために成長を促進するエサが与えられ、生産性を高めるために密閉された過密な環境で飼育されています。

　こうした飼育環境は、鶏たちにストレスを与え、病気のリスクを高めてしまい、急速な成長による、骨折や関節の異常などが報告されています。これらの鶏肉はスーパーで「国産若鶏」と表記されていることが多いです。

　しかし、その飼料には、遺伝子組み換え作物（GMO）や抗生物質が使われている可能性もあり、長年その安全性が疑問視されています。どんな飼料が使われているかわからないため、品質の安全性が低いのです。

　ブラジル産など海外産の鶏肉が安い理由は、とうもろこしや大豆などの飼料が現地で安価で手に入り、大量生産や大量輸送のシステムが整っていることにあります。

　そもそもよく考えてみると、地球の裏側から運ばれてくるにもかかわらず安いということは、消費者の私たちが疑問に思わないといけないポイントでもあります。

第3章｜食材のおいしさを知る 野菜と生鮮食品の選び方

## ● 飼育環境に配慮した地鶏と銘柄鶏

　できれば、自然に近い環境で育てられ、飼料にもこだわった鶏を選びたいものですが、どんな鶏肉が安全でおいしいのでしょうか。

　まず、**国内産のブロイラー以外の鶏には、「地鶏」と「銘柄鶏」という2種類があります**。地鶏は、JAS（日本農林規格）により在来種の血液百分率が50％以上であること、平飼い・低密度で飼育されていること、飼育期間がふ化後から75日以上であることなどの定義が明確に定められています。**平飼いで長期間飼育するためコストがかかりますが、ブロイラーと比較して筋肉が鍛えられ、噛むたびに豊かな味わいがあります。**

　一方、銘柄鶏は一般法人日本食鳥協会の認定が必要ですが、明確な定義はありません。通常、ハーブを含む飼料や特別な環境でブロイラーより長期間飼育された鶏を指し、さまざまな品種があります。飼育環境の違いやエサの種類など食べているものによって、肉の質も異なるのでチェックしてみてください。

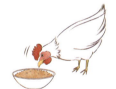

---

### 地鶏と銘柄鶏の代表的な品種

| 地鶏 | 銘柄鶏 |
|---|---|
| 会津地鶏（福島） | 森林どり（宮城、岡山） |
| 名古屋コーチン（愛知） | 大山どり（鳥取） |
| 比内地鶏（秋田） | 房総ハーブ鶏（千葉） |
| 軍鶏（東京） | 赤鶏さつま（鹿児島） |
| さつま地鶏（鹿児島） | 但馬どり（兵庫） |

111

## ● 世界中で懸念されている豚の飼育方法

　日本の養豚場は90％が下の写真のような「ストール飼育」という飼育方法を採用しています。このストールとは妊娠ストール、分娩ストールという狭い檻に入れられ、動くことができない状態で飼育されることが問題視されています。豚は本来、エサを探し回ったり、土壌の探索をしたりなど、活発に動き回る習性を持っています。ですが、狭い檻の中で約6か月間飼育され、食肉となります。豚肉は国産以外にもアメリカ、カナダなどから輸入され、私たちの食卓に上ります。しかし、==飼育方法で日本では投与が禁じられている成長を早める肥育ホルモンが海外では使用が認められている場合もあります==。そのため、飼料の詳細や飼育環境までを追跡して調べることは難しいのです。

アニマルウェルフェア
（動物の心身に苦痛のない飼育）を大切に

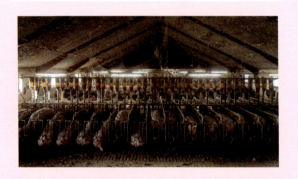

## ● 薬を使わない、安全な豚を選ぶための選択肢

　本来の自然な豚の飼育法を取り入れている豚に、「放牧豚」があります。放牧されて育った豚肉は、豚が大自然の中歩き回ったり、エサを探し回ったり、群れと交流することができるため、飼育ホルモンを一切使わずに、本来成長の過程でつく筋肉を自然につけることができます。エサにも遺伝子組み換え作物が不使用であったり、抗生物質も使用しないナチュラルなポークは、赤味が濃く甘みのある肉質で、さらに豚肉特有の臭みも少ないなど、ストレスフリーで健康的に育った豚は大きく味に違いが出ます。

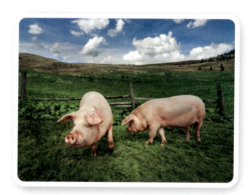

### POINT

**飼育されている環境とエサを確認する**

**鶏肉は地鶏を、豚肉は放牧豚を選ぶ**

**生鮮食品 卵**

# ビタミンや葉酸入りの卵は選ばなくていい

## ● 鶏の飼育方法の違い

卵の質は鶏肉と同様に、飼育環境と食べているエサによって大きく影響されます。**養鶏場の飼育方法は、「ケージ飼い」、「平飼い」、「放し飼い」の3種類**があります。ケージ飼いとは、鶏を檻に入れて飼育する方法で、効率的に鶏を管理しながら育てます。一方、平飼いとは、鶏を地面に放して自由に動き回らせる飼育方法で、鶏本来の習性に添った生活をさせながら育てます。また、放し飼いとは、鶏が野外と鶏小屋を自由に行き来できる環境が整備された飼育方法で、鶏たちにとって自然に近い状態で育てます。それぞれいい面と悪い面があります。

ケージ飼いの卵は、日本国内で流通している90％以上がこの方法で生産されており、作業効率が高く安定的に生産できるので、安価で手に入ります。その反面、体が弱く病気にかかりやすいので、予防のために抗生物質や抗菌剤などを与えていることも。

平飼いは自由に運動できるので病気になりにくい鶏となり、薬などは必要がなくなります。ただし、広い土地が必要で手間がかかるため生産量が左右されてしまい、卵の値段が上がってしまう傾向にあります。

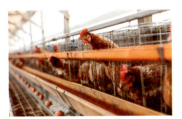

第3章｜食材のおいしさを知る 野菜と生鮮食品の選び方

　平飼いはいいイメージがありますが、鶏たちが過密空間で過ごす場合もあり、ストレスなく幸せに飼育されているとは限りません。

　また、放し飼いは、より自然に近く鶏自身も本能のまま過ごせるので、いきいきと健康的なのが特徴です。ですが、エサの管理ができないため、害虫を食べてしまったり、糞などからウイルスなどが入ってくる可能性もあります。卵を選ぶ際には、「平飼い」「放し飼い」という表示だけで選ぶのではなく、飼育方法や食べているエサが何か確認をしてから買うことをオススメします。


## ● 赤い卵が健康にいいわけじゃない

　卵の殻が赤玉のほうが栄養豊富で高級なイメージを持つ方も多いかもしれませんが、**赤玉と白玉の違いは、卵を産む鶏の品種が違うというだけで、栄養価に差はまったくない**のです。また、まれに有精卵と表記されたものがあり、無精卵（受精していない卵）より高価で栄養価も高いように思われるかもしれませんが、これも精子の有無が違うだけで、栄養面や味に違いはありません。

　近頃では、鶏の飼料にビタミンDや葉酸、ヨードなどの栄養素を加えて特定の栄養成分を強化した卵もよく売られていますが、これも特別に選ぶ必要はないです。本来、**卵は栄養バランスに優れた食品ですので、栄養素を加えてもあまり意味がないのです。黄身の色味を調整するため着色料が混ぜられていることもあり、黄身の鮮やかさは必ずしも鮮度や栄養価を示しているわけではなく**、それよりも、鶏の健康に配慮した飼料で育てられた、おいしくて安全な卵を選ぶようにしましょう。

115

| 生鮮食品 | # 天然だから安全 |
| 魚 | とはいえない |

## ● 天然と養殖にはそれぞれよさがある

　魚には天然と養殖の2種類があります。天然は名前の通り、自然の環境で育った魚のことで、養殖とは魚を稚魚の内から養殖場で水質や水温、エサなどを調整しながら人の手によって育てられた魚のことをいいます。**天然の魚は、季節に合わせて日本近海で獲れる旬のものを選ぶことが大切**です。

## スーパーでの切り身魚や貝の選び方

| | |
|---|---|
| サワラ | 皮は模様がくっきり見えるもの。身は透明感のないピンク色で血合いがっくきり見え、皮よりも張り出しているもの。切り口がなめらかで繊維の間が盛り上がっているもの。 |
| 鮭 | 皮は白と黒のコントラストがくっきりしたもの。裏返すと身から骨が突き出て見えるものがよい。 |
| タラ | 血合いはピンク色で、身は透明感があるピンク色のもの。鮮度が落ちると身は白くなる。 |
| サバ | 赤みがかったピンク色で透明感がある身。身が割れた部分に角が立っているもの。 |
| ブリ | 血合いが鮮やかで身に透明感があるもの。鮮度が落ちると身が白くにごってくる。 |
| カレイ | 身は切り口のツヤがよく、スジがはっきりしているもの。ヒレがピンと立っているもの。 |
| アサリ | 殻は模様が黒っぽく、ふっくらと丸みがあり、しっかり口が閉じているもの。輸送距離が長くなると旨みが抜けてしまうため、近場の産地のものがよい。 |
| ハマグリ | 表面に光沢とぬめりがある。貝と貝をたたき合わせたときに高い音が鳴る。 |
| カキ | 殻付きのものは、厚みがあって重さを感じられるもの。むき身のものは、粒がはっきりしているもの。 |
| ホタテ | 殻付きのものは、口が少し開いており、殻を少し押さえるとまた開いてくるもの。むき身のものは、ふっくらと厚みがあり、繊維がはっきりと見え、透明感があるもの。 |

第 3 章 ｜ 食材のおいしさを知る 野菜と生鮮食品の選び方

## ● お刺身はお化粧済み⁉

スーパーでお刺身のパックを買う際は、裏ラベルを見てみましょう。

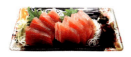 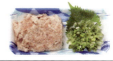

| 品名 | 天然マグロ赤身刺身（解凍） |
|---|---|
| 原材料 | 日本鮪（太平洋産）、植物油脂、精製魚油／酸化防止剤（V・C・V・E）、pH調整剤 |

| 品名 | 青森産本鮪入り鮪たたき（生食用） |
|---|---|
| 名称 | 魚介類加工品（生食用） |
| 原材料 | マグロ（インドネシア、中国、その他）、植物油脂（大豆含む）、本鮪、精製加工油脂、食塩／pH調整剤、酸化防止剤（V・C・V・E） |

　表のラベルには、本マグロ100％や日本の産地のマグロと記載のあるものも、上記のように、きちんとラベルをチェックすることが加工されている生魚を購入する際には大切なポイントのひとつです。

　安全な魚を選ぶ上でもう一点意識していきたいのが、メチル水銀濃度です。特に、妊婦さんや幼児、妊活している方は、水銀濃度が高いマグロ類（マグロ、カジキ）、サメ類、深海魚類、クジラ類などは週に1・2回程度に抑えたほうが安心です。一方でサンマ、イワシ、サバなどは水銀含有量が低いため、あまり心配せずに食べることができます。

　また、養殖魚には「生産情報公表JAS認証」というものがあり、JASマークのついた魚は、生産から水揚げまでの養殖業者、飼料、動物医療品の使用情報を確認することができます。水銀や飼育環境が心配な方は、JASマークを目印にし、生産履歴をチェックしてみてください。

117

Column3

# 買い物は投票である

「買い物は投票である」とは、**何気ない毎日の買い物が、どんな企業やどんな人を応援し、どんな未来を作りたいのかという、あなたの意思表示の１票になることを指します**。日々本物を作ってくださっている企業、生産者さん、作り手さんの想いを知り、選ぶことは自分や家族が心身ともに美しく健康でいることにつながります。その選択をした結果、生産者さんや作り手さんを守り、未来の子どもたちに繋ぐという好循環を作ることもできます。

一生懸命作っても、需要がなければ廃業してしまいます。多くの消費者が支持しているのは、生産コストを下げた食品ですが、私は「本物」を作り続けている方々を応援したいのです。生産者さんの顔が見え、手のぬくもりや愛情が伝わる食品や食材に心から感謝を持って「いただく」ということが何よりも大切だと考えています。

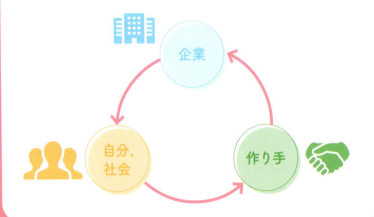

# 第4章

暮らしがもっとHAPPYに！

# 日用食品の選び方

身近なのにあまりわかっていない
飲料水や加工食品など。
毎日、口に入れるものを知って
美と健康につながる食品を
選びましょう。

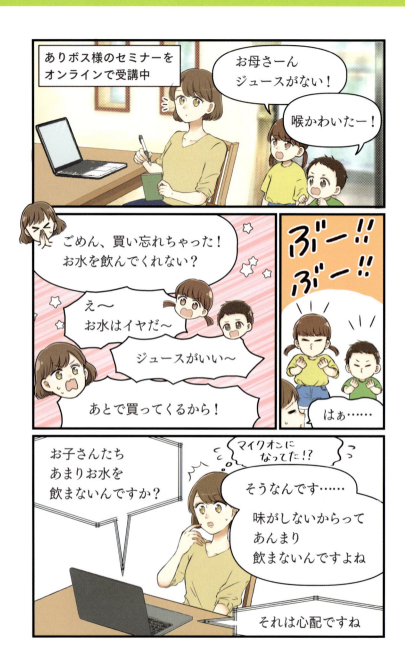

第 4 章｜暮らしがもっと HAPPY に！日用食品の選び方

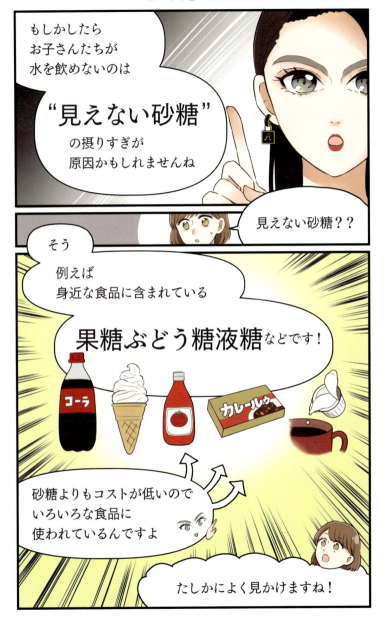

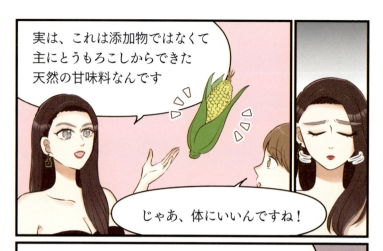

実は、これは添加物ではなくて主にとうもろこしからできた天然の甘味料なんです

じゃあ、体にいいんですね！

"天然"なのでたしかに聞こえはいいですが

とうもろこしやいも類が原料なので遺伝子組み換えのものが使われている可能性や

血糖値が急上昇してしまったりアトピー性皮膚炎を悪化させてしまったりすることもあるので摂りすぎはあまりいいとはいえません

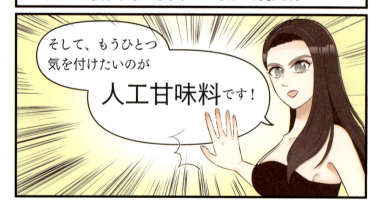

そして、もうひとつ気を付けたいのが

人工甘味料です！

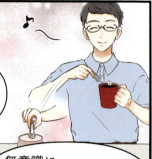

第 4 章｜暮らしがもっと HAPPY に！日用食品の選び方

今まであまり意識したことが
ありませんでした……

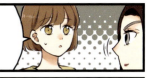

なので
少しずつでいいので

**果糖ぶどう糖液糖や
甘味料を減らす工夫を
していきましょう！**

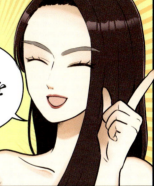

例えば
甘い飲み物を欲しがったら

「果汁100%」ではなくて
**「ストレート果汁100%」**
を選びましょう

乳酸菌などの体によさそうな
甘い飲み物ではなく
テクトレをきちんとして
果糖ぶとう糖液糖が入っていない
ものを選びましょう！

乳酸菌は
体によさそうなのに!?

そうなんです
これについてはあとで詳しく説明しますね

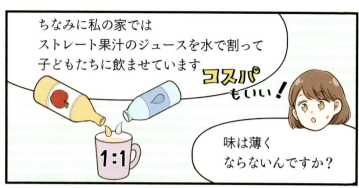

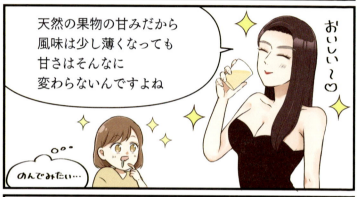

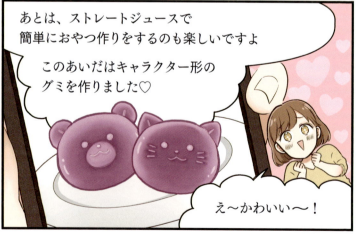

第 4 章｜暮らしがもっと HAPPY に！日用食品の選び方

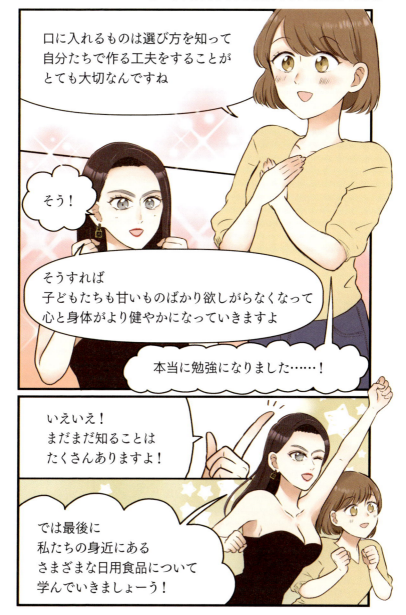

> 日用品
> 水

# 美しく健康な人は 1日2L以上の水を飲む

## ● 水の重要性を知って体内から美しく

体の60％ほどは水でできていることを知っていますか？

体内の水分が十分であると、血液循環がスムーズになり、老廃物の排出が促され、**新しい細胞へのターンオーバーが進むことで肌や体の中から美しくなります。つまり、美容と健康にとって「水」は欠かせません！**

とはいえ、今の時代、普段から水を飲む習慣のない方が多いですよね。喉が渇いたときに清涼飲料水を飲む方もいらっしゃいますが、それらには甘味料などが添加されていたりするため、水の代わりになるとはいえません。また、年齢とともに、体の水分量は減っていきます。新生児は体重の約80％が水分ですが、成人では約60％、高齢者は50％程度にまで減少します。つまり、**水分量は若さのシンボルでもあるのです**。

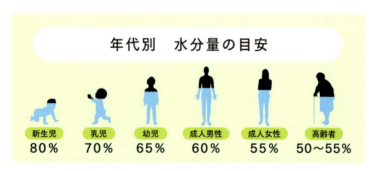

年代別　水分量の目安

| 新生児 | 乳児 | 幼児 | 成人男性 | 成人女性 | 高齢者 |
|---|---|---|---|---|---|
| 80% | 70% | 65% | 60% | 55% | 50〜55% |

第4章｜暮らしがもっとHAPPYに！日用食品の選び方

## ● 知らないうちに体が乾いているかも!?

　私たちは体重や生活習慣などによっても異なりますが、**呼気や皮膚からの蒸発、尿や汗などを通して、1日に約2.5Lもの水分が体外へ排出されています！**　もし体内の水分が2％失われるとすぐに喉の渇きを感じ、運動能力もガクンと低くなります。さらに4〜5％も失われると、疲労感や頭痛、めまいなどの脱水症状が出はじめ、もっと水分が失われると、深刻な体調不良を引き起こします。そのため、体の水分量を保持するということは、美と健康の第一歩として、とても大切なのです。また、体内の水分量を増やすために大切なことがあり、それは筋肉量を増やすことです。私はよく「水は一番の化粧水」と伝えていますが、こまめに水を飲むことで体の内側から保湿され、肌や睡眠の質が変わり、驚くほど肌の調子もよくなります。少なくとも1日2L以上は水を飲む習慣をつけましょう。

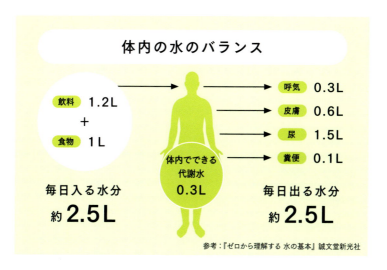

参考：『ゼロから理解する 水の基本』誠文堂新光社

## 5種のミネラルウォーター

### ナチュラルウォーター
安全度｜★★★

地下水や湧き水などを水源とし、ろ過や沈澱など加熱による簡単な殺菌処理をされている。
ミネラルの分量が多いわけではない。
添加物の使用や化学処理はされていない。
日本の軟水はこのカテゴリーが多くある。

### ミネラルウォーター
安全度｜★★

ミネラルの含有量を調整したもの。
ナチュラルミネラルウォーターに対して人為的な加工（ミネラル成分調整や混合）が施されていることがある。

### ボトルウォーター（飲料水）
安全度｜★★

水道水やその他の水源から採水した水を使用。
処理の方法に制限がないため、飲める水に加工してボトルに詰めたもの。
ファスティング用やダイエット用などに作られているものも。
ラベルに「健康的」と書いてあっても、処理方法に注意！
発がん性物質が懸念されている塩素が含まれていることも。

### ナチュラルミネラルウォーター
安全度｜★★★★★

地下水や湧きなどを水源としており、特定の限られた場所のみで採水される。
ろ過、沈澱加熱殺菌以外の処理をしていない、自然に一番近い状態。
添加物の使用や化学処理はされていない。
ミネラルバランスを保っている。
ミネラル成分は自然由来のみで、一定の基準を保っており、水源ごとに成分や味が異なる。
日本やヨーロッパで身近に販売されている。

### スプリングウォーター
安全度｜★★★★

自然の湧き水（スプリング）を水源とするミネラルウォーター。
ヨーロッパと日本の水の基準が異なるため、ヨーロッパのルールによって作られたナチュラルミネラルウォーターの一種に近いもの。

## ● 水にはさまざまな種類がある

　日常的に飲んでいる水には、水道水やペットボトルのミネラルウォーターがあります。主な違いは処理方法や成分、そして味や品質管理の基準値があります。まず、水道水は主に河川やダムを元にし、殺菌・消毒の処理が施されています。また、水道水に含まれる残留塩素や有害物質の量は地域によって異なるため、お住まいの地域の水源について調べてみましょう！　一方ミネラルウォーターは自然の水源から採水され、主に地下水や湧き水が使用されています。その水源や処理方法によって上の図の5種類に分類されています。

第 4 章｜暮らしがもっと HAPPY に！日用食品の選び方

## ● 水選びで知っておきたいこと〜その1〜

　水を選ぶ上で知っておきたいのが、「硝酸態窒素」という物質です。硝酸態窒素は、**大量に摂取すると乳児や幼児に対して、メトヘモグロビン血症という体内に血液中の酸素を運ぶ力を低下させ、酵素不足（酵素欠乏症）を引き起こすこともある**と言われています。この物質は水道水とペットボトルの水のどちらにも含まれる物質です。沸騰しても除去することができないといわれており、浄水器のなかでも対応機種は限られています。さらに、**テクトレしても裏のラベルでは確認することができず、採水された場所によって、含有量が異なるため、正確に知るためには、市販の検査キットなどを使い、チェックをする必要があります**。実際に調べてみると、下図のような結果がでます。日常的に飲む水は、水1Lあたり硝酸態窒素の含有量が0.5mg以下のものがよいでしょう。

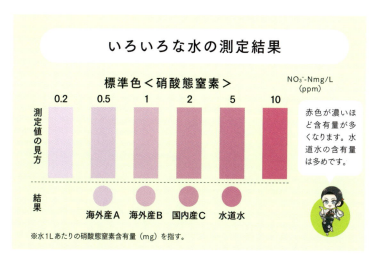

いろいろな水の測定結果

※水1Lあたりの硝酸態窒素含有量（mg）を指す。

## ● 水選びで知っておきたいこと〜その2〜

　水に含まれる可能性がある化学物質として、もうひとつ気にしたいのは、PFASです。PFASとは、工業的に作られる化合物の総称で、その中でも代表的なのがPFOS、PFOAです。これらのPFASは油・水・汚れをよく弾き、熱にも強いため、殺虫剤や包装紙、防水服など、身近な製品に使われています。分解されにくく、体内に蓄積しやすいといわれており、沸騰しても除去できないため、水を選ぶ際には検査機関に出している水を選ぶこともポイントのひとつです。**基本的には人は生まれ育った土地の水が体に合う**ため、日本人は軟水の方が体に合っています。また、料理にもそれぞれの土地の水が適しています。和食は、米を炊いたりだしをとる際には超軟水がよりよいとされています。一方、パスタやパエリアなどの洋食を調理する際には、硬水がよりよいとされています。

　最後にpH値とは、酸性かアルカリ性かを示す尺度です。**私たち人間の体内は弱アルカリ性であるのが健康で、体が酸性に傾くと、血液がドロドロになり、病気にかかりやすくなる**といわれています。そこで、血液の酸度を一定に保つ役割をしている腎臓は、血液中にアルカリ性物質を出して中和させます。私たちの体に負担をかけない、pH値（中性）のものを選びましょう。

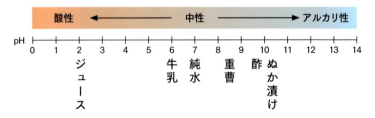

## ● 飲み水は最強の化粧水

　美肌のためにみんなが大切にしているのは、外からの保湿ですよね。外からの保湿も大切ですが、実はもっと大切なのが体の中からの保湿です。体内から保湿すると、肌の悩み、心の悩み、睡眠の悩みまで改善されます。

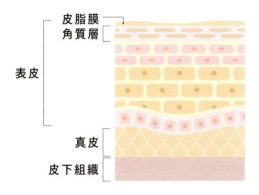

　皮膚の構成は、表皮、真皮、皮下組織の３層で構成されています。スキンケアによる成分が届くのは、上の図にある角質層までです。化粧品などのキャッチコピーによくある「肌の奥まで浸透」という言葉は、角質層までを意味しています。表皮の奥にある真皮は、60〜80％の水分を占めており、真皮から表皮へ、そして角質層へと水分が送られていきます。この真皮に届けられる水は、体内からの水分供給によるものなので、真皮が十分な水分を含むと、肌はふっくらと張り、透明感やうるおいが出ます。さらに、真皮より奥の皮下組織も、十分な水分摂取によって皮膚を支え、張りを保ってくれる働きをします。お肌のインナーケアとして、毎日こまめに水分を摂ることが、美しい肌を保ち、乾燥肌を予防してくれます。

> 日用品
> 清涼飲料水・ジュース

# 甘い飲み物の見えない砂糖に要注意!

## ● 知らない間に摂りすぎて甘味中毒に!?

　身近にある甘い飲み物は、手軽に摂れるからこそ、ついつい飲みすぎてしまいがち。自分はもちろん、特にお子さんに与える際も気にかけてほしいポイントがあります。これらの**甘い飲み物には、甘さを調整する際に砂糖ではなく、人工甘味料や果糖ぶどう糖液糖（ぶどう糖果糖液糖）などが使われていることもあります**。人工甘味料とは、人工的に合成された甘味料のことで、アセスルファムK、スクラロース、アスパルテームなど、砂糖の600倍以上もの甘さを出す

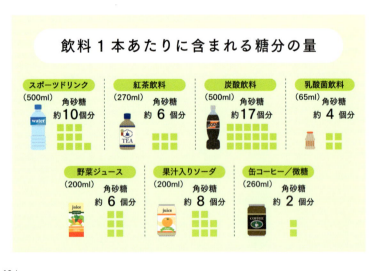

飲料1本あたりに含まれる糖分の量

- スポーツドリンク (500ml) 角砂糖 約10個分
- 紅茶飲料 (270ml) 角砂糖 約6個分
- 炭酸飲料 (500ml) 角砂糖 約17個分
- 乳酸菌飲料 (65ml) 角砂糖 約4個分
- 野菜ジュース (200ml) 角砂糖 約6個分
- 果汁入りソーダ (200ml) 角砂糖 約8個分
- 缶コーヒー／微糖 (260ml) 角砂糖 約2個分

第4章｜暮らしがもっとHAPPYに！日用食品の選び方

ものもあります。

　人工甘味料には肥満、糖尿病のリスクもあるとされ、その中には国際がん研究機関（IARC）が発がん性の可能性を認めているものもあります。

## ● ぶどう糖果糖液糖はとうもろこし由来で健康的？

　もうひとつ身近な商品に入っている果糖ぶどう糖液糖とは、別名高フルクトース・コーンシロップともいわれ、主にとうもろこしのでんぷんを原料としてできています。**果糖ぶどう糖液糖は、糖の内の果糖の割合が50％以上90％未満のもので、ぶどう糖果糖液糖は、糖の内の割合が果糖が50％未満の天然甘味料を意味します。天然と聞くと、身体によさそうなイメージがわきますが、アメリカでは使用禁止が広まっています**。さらに、遺伝子組み換え作物（GMO）のとうもろこしが原料で砂糖よりもコストが安くすむため、身近な飲料や食品に使われています。そもそもGMOは、従来の品種改良では不可能と言われていた農作物を作ることができ、害虫や雑草問題などをクリアできるのもひとつの特徴です。害虫の被害を受けない性質を持たせた作物は、農薬をまかなくても害虫などの繁殖を抑えることができるため、収穫量も多くなるのが特徴です。

　では、天然由来の果糖ぶどう糖液糖は安全かといえば、必ずしもそうではありません。これはとうもろこしなどのでん粉を酵素で分解したもので、血糖値を急激に上昇させやすく、**糖尿病やカロリーの過剰摂取のリスクを引き起こすと懸念されています**。

135

さらに、安い遺伝子組み換えの輸入とうもろこしが原料として使われている可能性もあります。これらは、砂糖よりも安価なのでさまざまな飲料に使われています。飲料水を選ぶときは、まずテクトレでラベルを確認し、なるべくこれらが含まれない飲み物を選びましょう。

**一般的な炭酸飲料のラベル**

●品名:炭酸飲料●原材料名:糖類（果糖ぶどう糖液糖（国内製造）、砂糖）／炭酸、酸味料、香料、甘味料、カフェイン、カラメル色素●内容量:500ml ●賞味期限:キャップに記載●保存方法：直射日光を避けてください。

## ● 風邪にスポーツドリンクは逆効果 !?

水分補給のためにとスポーツドリンクに手が伸びがちですが、テクトレをして裏ラベルを見てみると、かなりの量の砂糖や糖類が含まれています。これらは血糖値を急激に上げる成分です。風邪のときに血糖値が乱れると体力が奪われたり、砂糖により喉の粘膜が乾燥しやすくなったり、喉や体内に負担がかかってしまうことも！なので、体調不良の際は、刺激になる飲み物ではなく、右のレシピを参考にしたり、ストレートジュースなどを薄めて飲むようにしましょう。

さらに、カロリーゼロやノンカロリーと表示されている飲み物に関しては、人工的に作られた甘味料（アスパルテーム、スクラロース、サッカリン、アセスルファムＫ）が入っていて、臓器に負担をかけるのでおすすめしません。

第 4 章｜暮らしがもっと HAPPY に！日用食品の選び方

## 無添加のカルピス風ドリンク

材料

レモン汁 …………………………… 20ml
ソイグルト（またはヨーグルト）
………………………………………… 50g
アガベシロップ …………………… 20g
炭酸水 ……………………………… 適量

作り方

1. ボウルなどに炭酸水以外の材料を入れ、よく混ぜる。
2. グラスに1を適量入れ、炭酸水を加えて4倍に薄める。

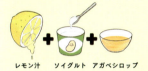

レモン汁　ソイグルト　アガベシロップ

レモンやお好みの柑橘果汁とアガベシロップを炭酸水で割ればお手軽レモンスカッシュに！

## 咳止めにきく　れんこんしょうが湯

材料　れんこん、しょうが、アガベシロップ（はちみつ）…… 各適量

作り方　マグカップに皮付きのれんこんとしょうがをすり、アガベシロップを加え、熱湯を注ぐ。

## 風邪をひいたらコレ！　手作り経口補水液

材料

水 ……………………………………………………………………… 1L
砂糖（またはアガベシロップ、はちみつ）……… 大さじ 3 〜 4
天然塩 ……………………………………………………… ひとつまみ
レモン汁（お好みで）…………………………………………… 適量

作り方　すべての材料を混ぜるだけ。

日用品
お茶・紅茶・コーヒー

# お茶に含まれる
# ビタミンCとは？

## ● 色の変わらない緑茶はなぜ？

　急須で淹れたお茶は茶葉の粒子が底に沈み、時間が経つと色が変わりますが、ペットボトルのお茶はいつまでも透き通ったままです。これは、ペットボトルのお茶の沈殿物はすべてろ過され、さらに酸化を防ぐためにビタミンCとして酸化防止剤が添加されているためです。

　なお、このビタミンCは正式名称をL－アスコルビン酸といい、一般的に体にいいビタミンCとはまったくの別物です。

　また、ペットボトルのお茶には、風味をよくするための香料やアミノ酸、茶葉エキスなどで風味やうま味が補われていることもあります。

　香料と書かれているものは「複数の添加物をまとめて一括表示できる」もの（P90参照）に該当するため、実際には多数の添加物が含まれている可能性があります。

　ペットボトルだけでなくティーバッグのお茶にも、香料が含まれていることがあります。一番安全なのは、自分で選んだ茶葉を急須で淹れたお茶を持ち歩くことです。長時間水筒に入れるのは少し手間ですが、美容や健康によくコストも抑えられます。お茶やペットボトルたら1本150円ですが、栽培にこだわっている茶葉を自分で淹れてても500mlでも1本40～50円です。なお、茶葉の栽培過程にも、殺虫剤や除草剤、除菌剤といった農薬は使われている

第 4 章｜暮らしがもっと HAPPY に！日用食品の選び方

こともあるので、気になる方は化学肥料も農薬も使われていない自然な茶葉を探してみるのがおすすめです。

## ● 健康マークはあてにならない⁉

「体脂肪を減らす」や「血圧を下げる」といったトクホ（特定保健用食品）のマークの付いたお茶が身近にあります。**トクホ（特定保健用食品）は、消費者庁の認可を受けた保健機能成分を含む食品**です。健康を気にする方こそ、こうした商品に手を伸ばしがちですが、表のラベルだけではなく、テクトレをして、原料に何が入っているのか確認するようにしましょう。

本来お茶には、カテキンによる抗酸化作用や血糖値の上昇を抑える作用が含まれていますが、トクホのお茶にはもともとの成分とは別に、難消化性デキストリンや緑茶抽出物、還元オリゴ糖などを添加しています。

*テクトレクイズ！*
選ぶならどっち？

| A 緑茶 | |
|---|---|
| 名称 | 緑茶（清涼飲料水） |
| 原材料 | 緑茶（国産）、ビタミン C |

| B 内臓脂肪を減らす緑茶 | |
|---|---|
| 名称 | 緑茶（清涼飲料水） |
| 原材料 | 緑茶（国産）、緑茶抽出物（茶カテキン）／環元オリゴ糖、ビタミン C、香料 |

B の商品は茶カテキンを豊富に含むため脂肪を代謝する力を高めるとしています。風味の調整に環元オリゴ糖、香料を加えていますので原材料がシンプルな A を選ぶほうがよいでしょう。

正解は…A

お茶にはもともと多くの健康によい成分が含まれているので、本来の成分とは別の成分が添加されているものを選ぶのではなく、余計なものが含まれていない、原料そのものからきちんと栄養成分を摂れる製法のこだわったお茶を選ぶようにしましょう。

## ● 大好きなカフェオレは自分で作る

コーヒーを選ぶ際、カフェオレやカフェラテを好む方は多いと思います。本来、カフェオレはコーヒーと牛乳を混ぜ合わせた飲み物で、カフェラテはエスプレッソとスチームミルクを合わせた飲み物です。市販のカフェオレには、コーヒーと牛乳だけでなく、そのほかにも様々な原材料が含まれていることがあります。また、ダイエット中

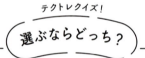

テクトレクイズ！
選ぶならどっち？

| A 無糖コーヒー | | B 微糖コーヒー | |
|---|---|---|---|
| 名称 | コーヒー | 名称 | コーヒー |
| 原材料 | コーヒー（コーヒー豆（ブラジル、コロンビア、その他）） | 原材料 | 牛乳（国内製造）、コーヒー、砂糖、全粉乳、デキストリン／乳化剤、カゼインNa、香料、酸化防止剤（ビタミンC）、甘味料（アセスルファムK、スクラロース） |

Aは原材料がコーヒーのみ。Bには人工甘味料のほか乳化剤、香料などさまざまな添加物が含まれます。商品によっては人工甘味料に加え果糖ぶどう糖液糖を含むものもあります。

正解は…A

第4章｜暮らしがもっとHAPPYに！日用食品の選び方

の方は微糖のコーヒーを選ぶこともありますが、ジュース（P134参照）の項目で紹介したように、果糖ぶどう糖液糖や人工甘味料で甘味を加えているのが一般的です。無糖コーヒーを選ぶ際に、無料で提供されるガムシロップは、果糖ぶどう糖液糖からできているものが多く、コーヒークリームは、水と油（植物油脂）や乳化剤などでできています。ミルクとは違うので、なぜ無料で提供することができるのか、疑問を持ってみましょう。無糖コーヒーにお好みのミルクを混ぜて、甘いものが好きな方はアガベシロップやはちみつなど、加えてみてくださいね。簡単にできるコーヒーゼリーのレシピも紹介しておきます。

## コーヒーゼリーカフェオレ

### 材料

コーヒー（カフェインレス）
　……… 500ml（ペットボトル1本）
ゼラチン（粉寒天でも可）……… 8g
無調整豆乳 ……………………… 適量

### 作り方

1. コーヒー200mlを耐熱容器に入れ、ゼラチンを加えて混ぜる。
   ※寒天の場合は、鍋に水と寒天2gを入れてよく混ぜ、沸騰させる。2分間弱火で混ぜながら寒天を溶かす。
2. 電子レンジ（600W）で1分加熱する。
3. 2をペットボトルに戻し入れ、フタをして数回上下にふる。冷蔵庫で2時間冷やす。
4. グラスに入れて豆乳を加える。

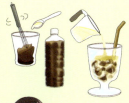

アガベシロップを入れるとお子さまでも食べやすいです。コーヒーは香料無使用がおすすめです。

| 日用品 |
| ビール・チューハイ・ワイン |

# 糖質ゼロより添加物ゼロを選ぼう

## ● 身近にあるビール類

| 種類 | 原料 | 麦芽使用率 | 税額 |
| --- | --- | --- | --- |
| ビール | 麦芽、ホップ、水 | 全体の3分の2以上 | 350ml あたり 77 円 |
| 発泡酒 | 麦芽または麦の一部を原料とした酒類 | 麦芽使用率が3分の2に満たないもので、少しでも使用していればほかの原料は自由 | 麦芽使用率 25％未満の場合、350ml あたり 47 円 |
| 第3のビール | 麦以外の原料で麦芽は使わず、穀類・糖類などを使用 | 指定なし | 350ml 28 円 |

　ビールは本来、麦芽（モルト）、ホップ、水、酵母で作られており、麦芽の種類やホップの品種でビールの味が変わります。発泡酒や第3、第4のビールなどは酒税が安いためお手ごろですが、原料がシンプルなビールとは異なります。第4のビールとは、主にビール風味を持ちながら、ビールや発泡酒とは異なる製造方法で造られた新ジャンルです。

## ● 表ラベルより、裏ラベルを見る！

　チューハイには、糖質ゼロや低カロリー、プリン体ゼロの商品も

第 4 章｜暮らしがもっと HAPPY に！日用食品の選び方

増えていますが、テクトレをして、原材料を見ると人工甘味料や天然甘味料、香料などが含まれていることがあります。そもそも、チューハイ自体にはプリン体は含まれていません。プリン体は主にビールや日本酒のようなお酒の発酵工程で精製される物質で、基本的に焼酎やウォッカをベースとしたアルコール飲料にはプリン体は含まれていません。もともと含まれていないものを、ゼロと表記する場合があります。とはいえ、身近あるお酒の中でも、果汁とお酒だけで造られている無添加の商品も存在しています。きちんと選べば、コンビニでも無添加のお酒を見つけることができます。テクトレで原料をしっかり確認し、なるべく添加物が入っていない素材そのもので造られたものを選ぶよう心がけましょう。

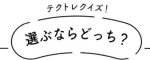

テクトレクイズ！
選ぶならどっち？

A

| 名称 | チューハイ（レモン） |
|---|---|
| 原材料 | レモン、ウォッカ／炭酸 |

B

| 名称 | チューハイ（レモン） |
|---|---|
| 原材料 | レモン（輸入）、果糖ぶどう糖液糖、スピリッツ、食塩／炭酸、香料、酸味料、酸化防止剤（ビタミンC） |

Aは無添加（炭酸以外）のチューハイ。Bには果汁と酒以外に果糖ぶどう糖液糖などが含まれています。酸化防止剤のビタミンCには大きな害はありませんが、ないほうが望ましいです。

正解は…A

## ● スティルワイン、スパークリングワイン、シャンパンの種類

　ワインは飲むシーンや目的、料理とのペアリングで選び、さらにラベルやマークを見てセレクトしましょう。

| 種類 | 原料 | 品種 | 合う料理 |
|---|---|---|---|
| 赤ワイン | 黒ぶどう | カベルネソーヴィニヨン、メルロー、ピノノワール、シラー（シラーズ）、マルベック | 肉料理、チーズ、トマト料理、パスタ、サラミ、ハム、ダークチョコレート |
| 白ワイン | 白ぶどう、一部皮をむいた黒ぶどう | シャルドネ、ソーヴィニヨンブラン、ピノグリ、セミヨン、リースリング | 魚介類、チーズ、クリーム系、エスニック |
| ナチュールワイン | 化学肥料や農薬の使用をできるだけ抑えて育てられたぶどう | 白ワイン…ソーヴィニヨンブラン、ピノグリ、シュナンブラン、リースリング<br>赤ワイン…ピノノワール、シラー、ガメイ | 白…サラダ、アジア料理、カレー<br>赤…チーズ、鴨肉、豚肉 |
| オーガニックワイン（ビオワイン） | 有機栽培されたぶどう | 白…シャルドネ、ソーヴィニヨンブラン、ビオニエ<br>赤…カベルネソーヴィニヨン、メルロー、ピノノワール、テンプラニーリョ | 白…ロブスター、カニ料理<br>赤…グリルチキン、鴨のロースト、トマトソースパスタ |
| シャンパン | フランスのシャンパーニュ地方で栽培された特定のぶどう | シャルドネ（白ぶどう）、ピノノワール（黒ぶどう）ピノムニエ（黒ぶどう） | キャビア、ホタテのグリル、ターキー、フルーツタルト、マカロン |
| スパークリングワイン | 白ぶどう／黒ぶどう | シャルドネ、ピノノワール、ピノムニエ、モスカート、プロセッコ（グレラ） | 前菜、軽食、スモーク料理、スパイスの効いた料理、タルト、チョコレート |

## ● 悪循環の解決策から生まれたナチュールワイン

　通常ぶどうは、地中深くに根を張りますが、化学肥料や農薬を使用した畑の土に固い層ができてしまい、根を深くまで張ることができません。これらの解決策として生まれたのが、化学的なものを使用しないナチュール系のワインです。

# ● ナチュールワインとビオワインは異なるワイン

**ワインをセレクトするときに役立つ
オーガニック認証マーク**

 エコサート

世界80カ国以上が参加する世界最大の有機栽培認証機関。拠点はフランス

 ユーロリーフ

EUでもっとも有名な有機認証機関

 AB認証

フランス政府の有機栽培基準に沿ったEUで有名な有機認証機関

 デメテール

バイオダイナミクス農法で生産されたことを保証するドイツの認証団体

　ナチュールとビオでは、使用するぶどう、発酵方法、味わいに違いがあります。この2つは、ぶどうになるべく化学肥料や農薬を使わない点では同じですが、収穫はナチュールのぶどうは手摘みが多く、ビオワインは機械を使ってもよいとされています。さらに、発酵方法の違いとして、ナチュールワインは、その土地から得られる天然酵母の働きによって、自然の発酵を促しますが、ビオワインは醸造過程での決まりがないため、発酵を促進するために酵母を入れたり、糖や酸を入れることもあります。さらに、味わいの違いでは、ナチュールワインは製造方法も自然由来でえぐみも少ないため飲みやすく、作り手さんや土壌、天気などで味の変化が起きやすいのも特徴です。一方、ビオワインは酵母を入れると発酵しやすくしており、香りや味わいも毎年均一になりやすいです。基本的にワイン造りには欠かせない酸化防止剤ですが、ワインが合わないと思っていた方もぜひ自然派ワインを楽しんでみてください。

## 日用品　牛乳

# 牛乳は本当に骨を強くするの？

## ● 牛乳は6種類ある

| 種類 | | | 使用割合 | 成分 | |
|---|---|---|---|---|---|
| | | | | 乳酸脂肪 | 無脂肪乳固形分 |
| 牛乳成分のみ | 生乳100% | 牛乳（成分無調整牛乳） | 生乳100% | 3.0%以上 | 8.0%以上 |
| | | 成分調整牛乳 | | — | |
| | | 低脂肪牛乳 | | 0.5%以上1.5%以下 | |
| | | 無脂肪牛乳 | | 0.5%未満 | |
| | 加工乳 | | — | | |
| 牛乳成分＋乳製品以外 | 乳飲料 | | — | 乳固形分3.0%以上 | |

　日本国内で流通している牛乳類の半分以上は北海道産です。牛乳の中でもメーカーや作り手さんにより、殺菌の方法や温度が異なります。例えば、低温殺菌牛乳は63〜65℃で30分ほど加熱して殺菌した牛乳。風味や栄養素が比較的保たれているのが特徴です。高温殺菌牛乳は、72〜75℃で15秒ほど加熱して殺菌したもの。低温殺菌よりも風味や栄養が多少失われますが、保存性が高くなります。さらに、超高温殺菌牛乳（UHT）は120〜135℃で数秒加熱し、殺菌したもの。長期間の保存が可能で、市販品のなかでもっとも一般的なものです。ちなみに、ものすごく厳しい基準を満たした特別牛乳というものがあり、日本で数件、無殺菌でも販売できる牧場さんもいらっしゃいます。

# 牛乳が合わなければ選ばなくても大丈夫

日本の学校では給食で毎日出てくる牛乳。牛乳＝カルシウムというイメージがありますが、実はカルシウムとマグネシウムのバランスがいいわけではありません。理想的なミネラルのバランスは、カルシウムとマグネシウムが2：1のところ、牛乳は10：1となっています。さらに、日本人の半数から8割は乳糖不耐症と言われているので、無理に飲む必要はないと私は考えています。実際、アレルギーに関しても、即時型アレルギーは牛乳が原因物質のトップ2と言われ、遅延型アレルギーに関しても高反応が出やすいという実験結果もあります。乳製品に含まれるカゼインを除去すると、腸の炎症などを抑えてくれる効果もあり、便秘や下痢の改善をし、さらに発達障害の改善も見込めると言われています。牛乳の代わりに、ソイミルク、オーツミルク、アーモンドミルクもおすすめです。

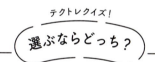

テクトレクイズ！
選ぶならどっち？

**A 牛乳**

| 名称 | 牛乳 |
|---|---|
| 無脂乳固形成分 | 8.8% 以上 |
| 乳脂肪分 | 3.8% 以上 |
| 原材料名 | 生乳 100% |

**B 牛乳**

| 名称 | 無脂肪牛乳 |
|---|---|
| 無脂乳固形成分 | 8.6% 以上 |
| 乳脂肪分 | 0.4% |
| 原材料名 | 生乳 100% |

Aは生乳を加熱殺菌しただけの牛乳。Bは生乳から脂肪分を除去した無脂肪牛乳です。

正解は…A

# グラスフェッドバターとナチュラルチーズを選ぼう

**日用品　バター・チーズ**

## ● ヴィーガンバターを作ろう

バターは牛乳を素とし、乳脂肪分を分離させ、冷やして固形化させることで作られます。私は牧草を食べて育った牛から作られるグラスフェッドバターや、ヴィーガンバターを使用しています。

### ヴィーガンバターの作り方

体に負担をかけるものが一切入っていない簡単なヴィーガンバター。

**材料**

| | |
|---|---|
| 無調整豆乳 | 50ml |
| ココナッツオイル | 90ml |
| 塩 | 小さじ1 |
| オリーブオイル | 20ml |
| レモン汁 | 5ml |

**＜事前準備＞**
① 大きめのボウルに氷水を入れる。
② 密閉できる保存容器を用意し、大きさに合わせてクッキングシートを敷く。
③ 材料はすべて常温にする。

**作り方**

1. 氷水を入れたボウルよりひと回り小さいボウルに、すべての材料を入れ、スプーンなどを使って混ぜる。
2. 氷水を入れたボウルの上に 1 を重ね、冷やしながら白くねっとりするまでよくかき混ぜる。
3. 保存容器に 2 をうつし、冷蔵庫で固まるまで冷やす。

**保存期間 冷蔵庫で2週間**

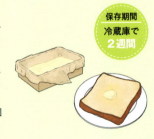

第 4 章 | 暮らしがもっと HAPPY に！日用食品の選び方

## ● プロセスチーズよりナチュラルチーズを

　ナチュラルチーズとは、生乳を発酵させて固め、最小限の加工で造られたものです。プロセスチーズはナチュラルチーズを加工し、風味や食感を均一にしたチーズのことです。ナチュラルチーズは、生きた乳酸菌を含んでおり、熟成が進むと風味が変わります。一方、**プロセスチーズは、加熱し形成するため、加熱により発酵が止まり、賞味期限が長く、風味が変わらないのが特徴です。これらのチーズの中には、抗生物質を使用されているものもあります**が、P90の書記イカの記（キャリーオーバー）として表示が免除されています。なので、原材料はシンプルに生乳と食塩だけのものを選びましょう。乳製品を摂らない方はソイチーズなどもあります。

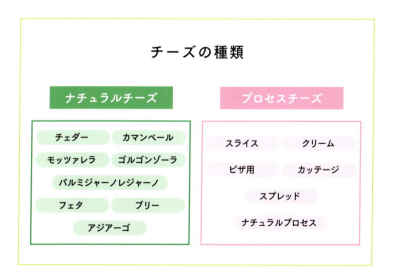

日用品
ヨーグルト

# 飲むヨーグルトより
# 食べるヨーグルト

## ● 素材がシンプルなプレーンタイプが一番安心

　ヨーグルトは発酵食品のひとつであり、乳製品に含まれる乳糖（ラクトース）を乳酸菌が分解することによって造られます。発酵過程の中で、乳酸菌（ビフィズス菌等）が乳糖を発酵させ、乳酸を生成し、ヨーグルト特有の酸味ととろみを生み出します。

　発酵食品なので健康のためと毎日口にする方も、ヨーグルトやヨーグルトをベースに加工された乳酸菌飲料等は、甘味料や保存料などが含まれていることがあるので、選ぶ際は牛乳やヤギ乳などを主原料にして造られているシンプルなものをおすすめします。ヨーグルトも原材料が生乳やプレーンタイプでシンプルなものを選びましょう。また、牛乳以外にも私がお気に入りなのは、豆乳を使ったソイグルトやココナッツミルクをベースとしたココナッツヨーグルトです。

　ヨーグルト本来の栄養が摂れるぶどう糖果糖液糖などが含まれていない飲むヨーグルトや、食べるヨーグルトを選ぶようにしましょう。

第 4 章 │ 暮らしがもっと HAPPY に！日用食品の選び方

# 簡単ソイグルトの作り方

乳製品を摂らない方にもおすすめしたいソイグルト。材料を入れて一晩寝かせるだけでできあがります。ポイントは、無調整豆乳を使うこと。使う豆乳によって味が変わるので、自分の好みの豆乳を探してみてください。

### 材料

無調整豆乳 ……………………………………… 300ml
ドライフルーツ（いちじく、プルーンなど）
　………………………………………… 小さじ 3 以上

※オイルコーティングされていないものを必ず選ぶ。

### 作り方

清潔な瓶、または保存容器に豆乳を入れ、ドライフルーツを加える。フタをして、様子を見ながら一晩以上置く。

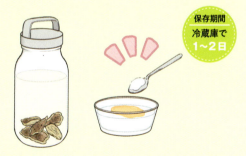

保存期間
冷蔵庫で
1〜2日

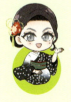

トッピングとしてブルーベリーやアガベシロップを加えたり、オーツシリアルの上にかけて食べるのもおすすめです。キッチンペーパーでくるみ、水切りをすると、パンケーキ用のおいしいクリームになります。

| 日用品 |
| 豆腐 |

# 豆腐作りには魔法の液体が使われているかも

## ● おいしい豆腐はおいしい大豆から作られる

　豆腐の基本的な材料は、大豆、水、にがりの3つです。昔ながらの豆腐の製法は、①大豆の選定と洗浄、②大豆の浸水、③大豆の粉砕と豆乳の抽出、④豆乳の加熱、⑤にがりを加える、⑥型に入れて圧力をかける、⑦豆腐の取り出しと水切りです。このように、昔ながらの豆腐の手作りは手間と時間がかかります。また、豆腐には充填豆腐と手作り豆腐があり、製法の違いや保存期間、食感などが異なります。手作りの豆腐は、豆腐を固めてパックに入れますが、一方、充填豆腐は冷やした豆乳と凝固剤をパックに入れ、パックごと加熱して固めます。手作りの豆腐は一度水にさらすため、賞味期限が短いですが、充填豆腐は密封するため水にさらす必要がなく、加熱処理により、長期保存ができます。手作り豆腐の食感はふんわりとしていて、味も大豆の甘みがしっかり感じられるのが特徴です。充填豆腐は、プリンのようにつるりとしています。豆腐を固める際に、大量の泡が出てきてしまうのが豆腐作りの大変なことのひとつですが、その泡を消すため、消泡剤が使われていることもあります。p90でお伝えした「書記イカ」のカ（加工助剤）として使用していても、表記しなくてよいとされているため、消泡剤不使用と書かれた商品のほうが、大豆の味をしっかり感じることができ、おいしいのでオススメです。

第 4 章｜暮らしがもっと HAPPY に！日用食品の選び方

## ● 紛れている遺伝子組み換え!?

　日本で流通している大豆の80％以上が遺伝子組み換え（GMO）と言われているので、やはり国産の丸大豆を100％使用した豆腐が安心ですね。また、豆腐作りに欠かせないにがりとは、海水から塩分を取り除いた後に残るミネラルを含んだ液体のことです。主に、塩化マグネシウムが含まれており、これが豆乳のたんぱく質を固める働きをしてくれます。**粗製海水塩化マグネシウムと記載されているものは、昔から使われているにがりのことです**。一方、大量生産ができる凝固剤である硫酸カルシウムなどは、にがりと表記することはできないとお豆腐屋さんから教えてもらいました。

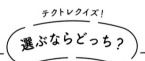

テクトレクイズ！
選ぶならどっち？

| | A 絹ごし豆腐 |
|---|---|
| 名称 | 絹ごし豆腐 |
| 原材料 | 有機大豆（カナダ産）／凝固剤（粗製海水塩化マグネシウム（にがり））、硝酸カルシウム |

| | B 絹ごし豆腐 |
|---|---|
| 名称 | 絹ごし豆腐 |
| 原材料 | 大豆（国産）（遺伝子組み換えでない）／凝固剤（粗製海水塩化マグネシウム（にがり）） |

A は輸入大豆を使用しています。有機大豆であっても、国産大豆を選びたいところ。B は国産大豆と海水ミネラルを含む天然にがりが原材料の、昔ながらの豆腐です。
※豆腐にラベルはないので上記は表に表示されていた原材料を記載したものです。

正解は…B

| 日用品 |
|---|
| 納豆 |

# 日本の納豆でも油断は禁物!

## ● 日本発祥の伝統食品が海外産のお豆さん

納豆の歴史はとても古く、豆を発酵させて食べる文化は縄文時代からともいわれています。伝統的な製法では、大豆を蒸して冷まし、煮沸消毒した稲わらに入れて約40℃の高温で発酵させて造ります。栄養価が高いことで知られており、日本人にとても身近な食べ物のひとつですが、**実は日本で流通している大豆の約80%以上は、遺伝子組み換え**なのでびっくりです。

日常的に食べる食品であるため価格を重視しがちですが、極端に安価な納豆は、アメリカやカナダなどの輸入大豆を使用していることが多いため、**国産大豆を100%使用した納豆を選ぶことが望ましいです。輸入大豆の納豆を選ぶ際には、「大豆（遺伝子組み換えでない）」と明確に表記されているもの**にしましょう。

## 遺伝子組み換え表示例

| OK | NG |
|---|---|
| 大豆（遺伝子組み換えでない）<br>大豆（非遺伝子組み換え）<br><br>分別生産流通管理をして、**遺伝子組み換えの混入がないと認められる大豆** | 大豆（分別生産流通管理済み）<br>大豆（遺伝子組み換え混入防止管理済み）<br><br>分別生産流通管理をして、**意図せざる混入を5%以下に抑えている大豆** |

第4章｜暮らしがもっとHAPPYに！日用食品の選び方

## ● 納豆の付属品はかざりもの？

納豆を食べるとき、付属のタレやからしを使っていますか？

納豆の食品表示ラベルを見ると、納豆本体の原材料はシンプルなのに、==タレやカラシには驚くほどたくさんの成分が含まれていることも==。醤油のほか、果糖ぶどう糖液糖などの糖類、アミノ酸やたん白加水分解物などのうま味調味料、昆布エキスやかつお節エキスなどを使って甘辛い「納豆のタレ」の味が作られているのです。また「からし」には、黄色い色をつける着色料、増粘多糖類、酸味料に香辛料などが含まれます。

そのため、==私はいつも付属品は使わず、醤油やだし（だし醤油）を入れて食べています==。

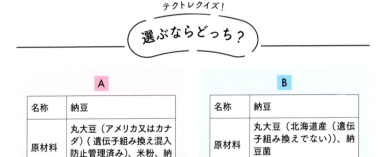

テクトレクイズ！
選ぶならどっち？

| 名称 | 納豆 |
|---|---|
| 原材料 | 丸大豆（アメリカ又はカナダ）（遺伝子組み換え混入防止管理済み）、米粉、納豆菌（一部に大豆を含む） |

A

| 名称 | 納豆 |
|---|---|
| 原材料 | 丸大豆（北海道産（遺伝子組み換えでない））、納豆菌 |

B

Aの納豆は海外産の大豆を使用。遺伝子組み換え混入防止管理済みということは、5％以下の遺伝子組み換え大豆が入っている可能性があるということです。Bは有機栽培された国産の丸大豆を原材料に使っています。

正解は…B

155

| 日用品 |
| 麹 |

# 毎日食べたい"食べる美容液"

## ● サプリメントの代わりにもなる米麹

　私が美容液よりも大切にしているのが「麹」ですが、麹は栄養価が高く最強の食べる美容液です。その理由は、**栄養素がとても豊富で、ビタミンB群、ミネラル類、必須アミノ酸等がたくさん含まれているからです**。そのうえ、酵素が含まれており、特にでんぷんとたんぱく質を分解して、消化を助ける働きもあります。私が美容液というのには秘密があり、麹に含まれるアミノ酸や、ビタミンB2、B6は肌のターンオーバーを助け、乾燥や肌荒れを防ぐ効果が期待でき、また抗酸化物質も含まれるためアンチエイジングにももってこいです。ほかにも、善玉菌をサポートし、腸内環境を整えたり、免疫力の向上、疲労回復、血糖値の安定、高血圧の予防にも役立つことがあります。特に高血圧の方が選んでしまう減塩の醤油、塩、だしよりも、麹は塩分を減らしつつ、うま味を引き出してくれます。これにより、塩分の摂取量を控えることができるので、高血圧の方にもピッタリです。

　正に**サプリメントや美容液の代わりとなる、天然のうま味調味料そのもの**なのです。この麹を活用することによって、塩麹、醤油麹、玉ねぎ麹など、ものすごく簡単に作れ、私のすべての料理に使われているといっても過言ではない、料理上手にしてくれる存在です。

第 4 章 ｜ 暮らしがもっと HAPPY に！日用食品の選び方

# 簡単塩麹の作り方

塩麹はまるで食べる美容液。麹菌や酵素の働きを手軽に取り入れられる発酵食品です。あらゆる料理に使えるため、常備しておくのがおすすめです。

**材料**

生麹の場合
麹 ……………………………… 200g
天然塩 ………………………… 60g
水 ……………………………… 200ml

乾燥麹の場合
麹 ……………………………… 170g
天然塩 ………………………… 60g
水 ……………………………… 230ml

**作り方**

1. ボウルに麹と天然塩を入れ、よく混ぜあわせる（ダマをなくす）。
2. 清潔なガラスなどの保存瓶に1をうつし、水を加える。1日1回木べらなどで混ぜる。夏は4〜6日、冬は1週間〜10日で完成。

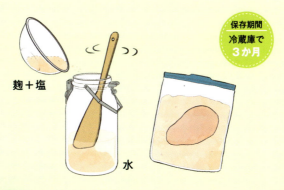

保存期間 冷蔵庫で **3か月**

麹＋塩　水

肉や魚を漬けるときは、100gに対して塩麹10gを目安に。うま味成分がアップして減塩にもつながります。高血圧の方もおいしく減塩！

## ＼簡単に作れる！／ 発酵調味料

### 醤油麹

保存期間 冷蔵庫で **1～2か月**
保存期間 冷凍庫で **3か月**

**材料**

米麹 …………………… 200g
醤油 …………………… 400ml

**作り方**

1. 清潔なガラスなどの保存瓶に米麹を入れる。
2. 醤油を注いで加える。フタをして1日1回混ぜ合わせ、4～6日置く。

米麹は生麹と乾燥麹いずれでもOKです。
早く作りたい方は炊飯器に材料を入れ、保温で5時間放置でも完成します。

### 玉ねぎ麹

保存期間 冷蔵庫で **1～2か月**
保存期間 冷凍庫で **3か月**

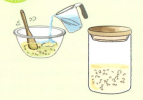

**材料**

玉ねぎ …… 2個（約400g)
米麹 …………………… 130g
塩 ……………………… 45g
水 ……………………… 150ml

**作り方**

1. 玉ねぎはざく切りにし、フードプロセッサーに入れて撹拌する（フードプロセッサーがない場合はみじん切りやすりおろしにする）。
2. 麹と塩をこすり合わせてだまをなくし、ボウルに1と水を加えて混ぜる。
3. 水気のない清潔なガラスなどの保存瓶に入れる。フタをして1日1回混ぜ合わせ、直接日光が当たらない常温の室内に1週間置く。

米麹は生麹と乾燥麹いずれでもOK。
低温調理（60℃）で7時間加熱すればすぐにできあがります。
玉ねぎに含まれるポリフェノールの影響でピンク色に変色する場合がありますが、食べても問題ありません。

第 4 章｜暮らしがもっと HAPPY に！日用食品の選び方

## 甘酒（ノンアルコール）

保存期間
冷蔵庫で
1週間

材料

米麹（乾燥）............ 200g
白米 ........................ 1 合
水 ........................ 600ml

作り方

1. 白米は研ぎ、3 合分の水で 30 分ほど浸水させ、おかゆモードで炊飯する。炊けたら 60℃になるまで冷ます。
2. ほぐした米麹を加えてよく混ぜ合わせる。
3. 保温モードにし、フタを開けたまま清潔な濡れぶきんをかけて 55 〜 60℃を保ちながらそのまま置く。
4. 1 〜 2 時間ほどしたらよく混ぜ、さらに 8 〜 10 時間ほど置く。
5. お好みでブレンダーで攪拌する。

70℃以上になると麹が発酵しなくなるので、必ず温度を確認してください。濡れぶきんが乾燥したら湿らせてください。甘味料の代わりに使うのもオススメ。

## ココア麹

保存期間
冷蔵庫で
1週間〜
10日

保存期間
冷凍庫で
1か月

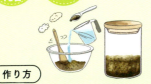

材料

ココアパウダー（純ココア）...... 15 〜 20g
温かいごはん ........................ 50g
米麹（乾燥）........................ 100g
水 ...................................... 150ml

作り方

1. ヨーグルトメーカーの容器にココアパウダーとごはんを入れ、ダマにならないように混ぜる。水とほぐした米麹を加えてさらに混ぜる。
2. ヨーグルトメーカー（58 〜 60℃）で 8 時間保温する。
3. ブレンダーでペースト状にする。

温かい牛乳（豆乳）と混ぜるとホットココアになります。パンにそのまま塗ってもおいしいです。

159

# 軟骨入りつくね

## 材料

鶏ひき肉 …………………………………… 100g
鶏軟骨 ……………………………………… 100g
青じそ ……………………………………… 5枚
塩麹（作り方はP157参照）………… 大さじ1/2
卵（お好みで）……………………………… 1個

## 作り方

1. すべての材料をフードプロセッサーに入れて撹拌する。
2. 鍋に湯を沸かし、1をスプーンで丸め入れ、火が通るまでゆでる。

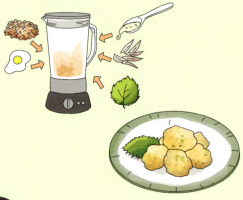

ひき肉と軟骨は1：1の割合がちょうどいいです。卵は入れなくても十分おいしくなります。
ありボス流はゆでてヘルシーに仕上げていますが、米油などでこんがり焼いても◎！

第4章 | 暮らしがもっとHAPPYに！日用食品の選び方

# 玉ねぎ麹ハンバーグ

### 材料

A
- 牛ひき肉 ……………………… 300g
- 玉ねぎ ……………………… 1/4〜1/2個
- 玉ねぎ麹（作り方はP158参照）
  ……………………… 大さじ1
- 卵（お好みで）……………………… 1個
- こしょう、ナツメグ（あれば）
  ……………………… 各少々

米油（またはオリーブオイル）…… 適量

B
- トマトケチャップ、
  ウスターソース …… 各大さじ2
- 玉ねぎ麹（作り方はP158参照）
  ……………………… 大さじ1
- にんにく（すりおろし）、
  しょうゆ、塩、こしょう
  ……………………… 各少々

### 作り方

1. 玉ねぎはみじん切りにする。フライパンに米油をひいて熱し、玉ねぎを炒める。しんなりしたら取り出して粗熱を取る。

2. ボウルに1と玉ねぎ以外の**A**を入れて粘りが出るまでよく混ぜる。肉ダネを半量取り、手の平でたたきつけるように空気を抜きながら好きな形にする。同様に2つ作る。

3. フライパンに米油をひいて熱し、2を焼く。焼き色がついたら上下を返し、フタをして弱火で中まで火を通す。焼けたら器に盛る。

4. 小鍋やフライパンに**B**を入れて混ぜながら加熱し、ハンバーグにかける。お好みの野菜などを添える。

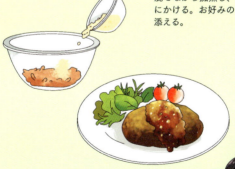

玉ねぎ麹を使うことで肉だねがジューシーに仕上がります。
ソースにも玉ねぎ麹を使うことで、コクが出てまるでレストランのような味になりますよ。

日用品
カレー
（ルウ）

# 固形のルウは
# 油のかたまり!?

## ● 日本の国民食のひとつともいわれるカレー！

　家でカレーを作る際、多くの方が市販のルウを使用するかと思いますが、そのルウでテクトレしてみましょう。

### カレールウの裏ラベル

●名称:カレールウ●原材料名:植物油脂（パーム油、菜種油）、小麦粉、食塩、砂糖、でん粉、カレーパウダー、脱脂大豆、香辛料、トマトパウダー、ソースパウダー、はちみつ、トマト調味料、酵母エキス、玉ねぎ加工品、りんごパウダー、醤油加工品、チーズ粉末／調味料（アミノ酸）、着色料、乳化剤、香料●内容量：200g●賞味期限：側面に記載●保存方法：直射日光を避け、冷しい場所に保管

　原材料は多い順に記載されています。ラベルを見てみると、食用油脂、小麦粉と書かれており、実はカレールウに一番多く含まれているのは油で、次が小麦粉ということがわかります。この2つで全体の8割を占めているのです。

　一般的な<mark>カレールウに含まれる油の種類は、パーム油などの植物油脂が主です。</mark>植物油脂はトランス脂肪酸を多く含んでおり、トランス脂肪酸とは、マーガリンやショートニングなどの加工食品にも多く使用され、過剰に摂取すると心血管系の健康に悪影響を及ぼすことがあるといわれています。また、悪玉コレステロールの増加や善玉コレステロールの減少を引き起こすこともわかっているため、アメリカでは2007年からニューヨーク州をはじめ、大幅に制限さ

第 4 章｜暮らしがもっと HAPPY に！日用食品の選び方

れるほど。さらに、海外からパーム油を輸送する際に使われる酸化防止剤のBHA（ブチルヒドロキシアニソール）には、発がん性が確認されています。そのほかにも、うま味調味料や着色料、香料など、たくさんの添加物が使われています。特に、カレールウの固形タイプやレトルトタイプには水と油を混ぜる乳化剤などが追加されているため、カレールウを選ぶなら、できるだけ油や添加物の量が少ない粉末タイプを選ぶほうがいいでしょう。

さらに、「無添加」と書かれていても、食品扱いの酵母エキスやたん白加水分解物が含まれるものもあるのでテクトレしてみてください。普段私が作っているとっても簡単でおいしいカレーパウダーレシピをお伝えします。

## カレーパウダーの作り方

トランス脂肪酸を摂りたくないけど、カレーはおいしく食べたい！ そんなときにおすすめなのがスパイスをブレンドして作るカレーパウダー。混ぜるだけなのに誰もがうなずく本格的なカレーの風味と彩りを添えてくれます。

### 材料

米粉 ································ 15g
塩 ································· 10g
ガーリックパウダー、
　ローストオニオンパウダー、
　ターメリックパウダー、
　クミンシードパウダー、
　コリアンダーパウダー
　　　　　　　　　　 各 5g
醤油（別入れ可）············· 15g

### 作り方

密閉できる瓶に醤油以外の材料をすべて入れ、最後に醤油を加え、よく振って混ぜ合わせる。

保存期間
冷蔵庫で
1〜2か月

醤油を混ぜずにパウダーだけで保存すると約半年、日持ちします（各材料の消費期限に注意！）。作るときにパウダーに醤油を混ぜてください。カレー1人前の目安はカレーパウダー8gです。

# 無水カレー

**材料**

鶏ひき肉 ……………………………… 250～300g
トマト（またはトマト水煮缶）……… 4個（1缶）
玉ねぎ …………………………………………… 1個
なす（お好きな野菜）………………………… 1～2本
カレーパウダー（作り方はP163参照）………… 全量

**作り方**

1. トマトはみじん切りにする。玉ねぎ、なすは食べやすい大きさに切る。
2. 大きな鍋にすべての材料を入れ、フタをして中火で20分放置する。
3. 器にごはん（分量外）をよそい、カレーをかける。

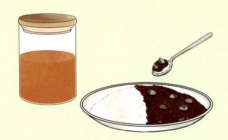

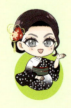

トマト（またはトマト缶）はうま味と水分の元になるので必ず入れてください。その他の野菜はピーマン・パプリカ・ズッキーニなど旬のものや、冷蔵庫にあるもので作ってもおいしくなりますよ！　ひき肉も豚・牛・合いびき肉などお好みのもので◎。

第 4 章 | 暮らしがもっと HAPPY に！日用食品の選び方

# 鶏チップス

**材料**

鶏むね肉 ………………………………………… 1 枚
塩、こしょう …………………………………… 各適量
カレーパウダー（作り方は P163 参照）………… 少々

**作り方**

1. 鶏肉は皮を取り薄いそぎ切りにする。
2. 耐熱皿の上にクッキングシートを敷き、鶏肉を重ならないようにのせて塩・こしょうをふる。
3. 電子レンジ（600W）で 10 分加熱する。
4. カレーパウダーをかける。

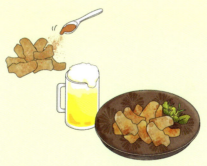

カレーパウダーの代わりに、ガーリックパウダーをかけたり青のりとしおでのりしお味にしたりなどの味変も OK。
フライドポテトや手作りしたポテトチップスにパウダーをふりかけてもおいしいですよ。

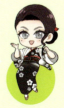

| 日用品 |
| --- |
| ハム・ソーセージ・ベーコン |

# 肉より多い混ぜもの

● 美しい色にだまされないで

　本来、ベーコンやハム、ソーセージの原材料は、豚肉、塩、砂糖（粗糖）、香辛料のみです。ベーコンは主に豚のバラ肉を使用しており、塩漬け後燻製や乾燥をし、保存性を高めています。ハムは、主に豚の後ろ足や方肉を使用しており、塩漬け後に、乾燥や熟成を行う場合は生ハム、燻製や加熱を行う場合はボイルハムになります。ソーセージはミンチにした豚肉を主原材料に、牛肉や鶏肉を混ぜることもあります。香辛料やハーブを一緒に混ぜ込み、腸詰めした後、燻製や加熱処理します。ちなみに、ソーセージのケーシング（皮）は、天然腸と人工ケーシングのどちらかを使うかで、風味や食感が変わります。伝統的な製法には天然腸が好まれることが多く、安価で安定的に生産できるものには、人工ケーシングが使われることが多いです。裏のラベルをテクトレして選んでみてください。私は、身体と心が喜ぶ「本物」だけを作り続けているサイトウハムさんのものをおすすめします。

---

生命を大切に
## SAITO HAM 「サイトウハム」の企業理念

「生命を大切に」
人は他の「生命」を頂いて自分の「生命」を維持しています。食べて生きるという事は、人間以外の植物や動物（畜産物）の命をもらって生き永らえているという事なのです。私たちはこの「厳粛な自然の掟」を全ての発想の原点にしております。

第4章｜暮らしがもっとHAPPYに！日用食品の選び方

## 自家製ベーコン

**材料**

豚バラブロック肉 …… 300〜350g
塩麹（作り方はP157参照）…… 30g
紅茶葉 …………………………… 適量

**作り方**

1. 豚肉にフォークなどで数か所穴を開ける。ジッパー付き保存袋に入れて塩麹をもみ込み冷蔵庫に1〜3日置く。

2. 天板にクッキングシートを敷いて紅茶葉を広げる。網を置き、ペーパータオルで水分をふき取った1をのせる。

3. 120℃に予熱したオーブンで90分焼く。庫内に30分置き、食べやすい大きさに切る。

豚肉の大きさや、ご家庭のオーブンにより加熱時間は調整してください。

## 自家製ハム

**材料**

豚ももブロック肉 …… 400〜450g
ローズマリー ………………………… 2本
A ┌ 塩麹（作り方はP157参照）
　│ ……………………………… 大さじ3
　│ アガベシロップ ………… 小さじ1
　└ 粗びき黒こしょう ………… 適量

**作り方**

1. 豚肉にフォークなどで数か所穴を開ける。ジッパー付き保存袋に入れて**A**をもみ込み、ローズマリーを加えて空気を抜いて冷蔵庫に1〜3日置く。

2. 天板に網を置き、ペーパータオルで水分をふき取った1をのせる。

3. 120℃に予熱したオーブンで90分焼く。庫内に30分置き、食べやすい大きさに切る。

ハーブはお好みでローリエなどほかのものでもOK。
漬け込み時間が長いとさらにおいしくなります。

167

## 日用品 加工食品　超加工食品は非常食

### ● 選ぶならシンプルな原材料のものを

食品の缶詰は、もともと缶ごとに加熱殺菌して密閉することで長期保存食となるように開発されたものです。

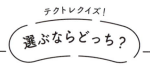

テクトレクイズ！
選ぶならどっち？

**A**

| 名称 | まぐろ水煮（フレーク） |
|---|---|
| 原材料 | きはだまぐろ |

**B**

| 名称 | まぐろ水煮（フレーク） |
|---|---|
| 原材料 | きはだまぐろ（輸入又は国産）、野菜スープ、ナチュラルミネラルウォーター、食塩、ホタテ貝エキス／調味料（アミノ酸等）、紅藻抽出物 |

Aは原材料がまぐろだけの無添加のもの。Bは野菜スープとミネラルウォーターだけで作ったと表ラベルには表記されていますが、うま味成分のアミノ酸調味料やホタテ貝エキスなどで味付けされています。

**正解は…A**

缶詰で気になるのが、「BPA」で、BPAとは、プラスチックや樹脂に使われる物質の一種です。BPAはホルモンに似た働きをするため、発育中のお子さんや妊婦さんは気にかけたほうがいい成分のひとつ。EUやカナダ、オーストラリアなどの国では、赤ちゃん用の哺乳瓶や食品容器、包装材への使用を規制しているほどです。**選ぶ際は、原材料が少ないもので、BPAフリーのものを選びましょう。**

第 4 章｜暮らしがもっと HAPPY に！日用食品の選び方

## ● はんぺん、ちくわは高級品

　かまぼこやちくわ、はんぺんといった練り物は。安価な食品というイメージがあるかもしれませんが、実は織田信長の時代から高級な水産加工食品でした。また、かまぼこの一種にみんながよく使うかにかまがありますが、そのカニカマをテクトレしてみましょう。

*テクトレクイズ！*
**選ぶならどっち？**

| A | かに風味かまぼこ |
|---|---|
| 名称 | かに風味かまぼこ |
| 原材料 | 魚肉（輸入）、でん粉、砂糖、大豆たん白、卵白、植物油、発酵調味料、食塩／加工でん粉、調味料（アミノ酸等）、炭酸カルシウム、着色料（紅麹）、香料、貝殻焼成カルシウム、ポリグルタミン酸 |

| B | かにかまぼこ |
|---|---|
| 名称 | かにかまぼこ |
| 原材料 | スケソウダラ（国内製造）、でんぷん、卵白、風味調味料（カニエキス）、食塩、みりん、砂糖 |

A は海外産のすり身をベースにでん粉や大豆たん白を混ぜてさらにうま味調味料などで味をつけています。B は魚を国内製造している無添加かまぼこです。

**正解は…B**

　カニカマの主な原材料は見た目をカニらしくするため、着色料や、食感をよくするためのでんぷんや植物油脂、カニの風味を足すための風味調味料やエキスや香料が含まれています。カニに比べて非常に手軽に手に入りますが、あくまでもカニの代用品として作られているため、嗜好品のひとつとして考えるのがおすすめです。

169

## ● 化学調味液に漬け込んで作られている

　たらこは、スケトウダラというタラの卵を塩漬けしたもの。明太子はそのたらこを、唐辛子やそのほかの調味料に漬け込んだものです。たらこの昔ながらの作り方では、タラから卵を丁寧に取り出し、洗って塩をしっかりまぶしてしっかり漬け込みます。塩以外にも酒やみりんを使うこともあります。無着色と書かれたたらこや明太子が増えていますが、テクトレをすると、合成着色料以外はそのままということが少なくありません。これは質のよいスケトウダラの卵

テクトレクイズ！

### 選ぶならどっち？

| | A |
|---|---|
| 名称 | 辛子明太子 |
| 原材料 | スケトウダラの卵（米国又はロシア）、食塩、醸造調味料、果糖ぶどう糖液糖、唐辛子／調味料（アミノ酸等）、酸化防止剤（ビタミンC）、酵素、発色剤（亜硝酸Na） |

| | B |
|---|---|
| 名称 | 辛子明太子 |
| 原材料 | すけとうだらの卵巣、純米酒、みりん、醤油、かつお節、昆布、食塩、唐辛子 |

| | C |
|---|---|
| 名称 | 辛子明太子 |
| 原材料 | すけとうだらの卵巣、食塩、唐辛子、酵母エキス／調味料（アミノ酸等）、酸化防止剤(V.C)、ナイアシン、発色剤（亜硝酸Na）、酵素（一部に小麦・大豆を含む） |

AとCは無着色の明太子ですが、化学調味料などの添加物が含まれていたり、食品の色を安定させる発色剤も使われています。選ぶなら、添加物が含まれていないBの明太子にしましょう。

正解は…B

第4章｜暮らしがもっとHAPPYに！日用食品の選び方

巣を使用しないと身が引き締まらず、手間とコストがかかるからです。そのため、現代では10種類以上の添加物を含む調味液に浸し、見た目や味を整えるのが一般的です。スーパーなどで販売されているたらこの多くが、この製法で作られています。

また、明太子はたらこをさらに濃い味付けにするため、化学調味料と着色料などを含む調味液に漬け込んで作られています。きれいなピンク色や弾力のある見た目は、このような加工によって作り出されているのです。

最近では、「無着色」をアピールしたたらこや明太子が増えてきましたが、ラベルをよく見ると合成着色料は使われていなくてもそのほかの添加物はそのままということが少なくありません。無着色は無添加を意味しているわけではないため、注意してみてください。


## ● 身近な漬物は発酵食品じゃない

漬物は日本の伝統的な発酵食品で、野菜をぬかや塩、酢に漬け込んで発酵させたもの。この発酵は、野菜の味わいを引き立てるだけでなく、乳酸菌が生成されるため、腸内環境を整える効果があります。ぬかはビタミンB群や、ミネラル類が豊富に含まれており、栄養価が高いとされています。さらに、ぬか漬けの発酵過程で生成される酵素が消化を促進し、腸内フローラを改善する助けになります。

しかし、短期間で大量生産される漬物のほとんどは発酵していません。自分でぬか床を作り、野菜を漬けておけばいつでも本物の漬物を食べることができます。ちなみに私のおすすめはアボカドのぬか漬けで、チーズのようになります。

> 日用品
> お菓子

# 手作りお菓子は大変じゃない！！

## ● 脳の喜びを感じるドーパミン

　お菓子は私たちの生活の楽しみのひとつといっても過言ではないでしょう。特に、甘いものを食べることにより、脳がドーパミンを分泌させるため、気持ちを高める効果もあると言われています。**ゼリーなら果物、プリンなら卵や牛乳が一番に表記されているものを探し、できるだけシンプルな材料で作られたものを選ぶのがポイントです。**

　せんべいやスナック菓子の原材料は、主に小麦や米、じゃがいもなどで、それを油で加工しています。さらに、うま味成分でもある調味料（アミノ酸等）が含まれています。

　身近で手軽に安く買えるお菓子をついつい買いがちですが、美容と健康のために私は手作りをおすすめします。お菓子作りと聞くとすごく手間のかかるイメージですが、実は家にある材料だけで簡単に作ることができます！

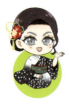

175ページからありボスおすすめの手作りお菓子レシピを紹介しています。とっても簡単に作れるのでお子さんと一緒に作るのもおすすめ♪

第4章｜暮らしがもっとHAPPYに！日用食品の選び方

## ● アイスの種類

### 4種類のアイス

| 種類 | 乳固形分 | 乳脂肪分 | 風味 |
|---|---|---|---|
| アイスクリーム | 15%以上 | 8%以上 | こってりで濃厚なミルク |
| アイスミルク | 10%以上 | 3%以上 | アイスクリームに比べてあっさり |
| ラクトアイス | 3%以上 | 規定なし | 油が多くクリーミー |
| 氷菓 | 上記以外 | | 氷に近くさっぱり |

　乳固形分と乳脂肪分の量によって上図の4種類に分かれます。アイスクリーム、アイスミルク、ラクトアイスの順に乳固形分・乳脂肪分が少なくなり、シャーベットやかき氷は「氷菓」に分類されます。ラクトアイスは、アイスクリームやアイスミルクに比べて安く、乳脂肪分の代わりにパーム油などの植物油脂が使われています。

　ダイエットや美容を気にする方は、植物油脂が多く含まれているラクトアイスよりも、アイスクリームか氷菓を選び、できるだけシンプルな原材料で作られているものを選ぶ基準としましょう。

## ● チョコレート菓子も油に注意！

　チョコレートには、カカオと乳固形分の分量が多い「チョコレート」と、それ以外の「準チョコレート」があります。また、これらの成分が生地の60%未満のお菓子は、それぞれ「チョコレート菓子」、

173

「準チョコレート菓子」として分類されます。

　準チョコレートにはカカオ以外の余計なものが多く含まれているため、できるだけ「チョコレート」を選ぶのがおすすめです。本物のチョコレートに使われる油脂は、カカオ豆から採れるカカオバターですが、これはコストが高いため、**準チョコレートではパーム油などの植物油脂が代わりに使われていることが多いです**。これによって、トランス脂肪酸を摂取してしまうリスクがあるのです。

　チョコレートを選ぶ際は、**原材料にカカオマスやカカオバターの含有率が高く、植物油脂を含まないものを基準にする**とよいでしょう。また、白砂糖の代わりに、アガベシロップやきび砂糖を使った体にやさしいチョコレートもあります。

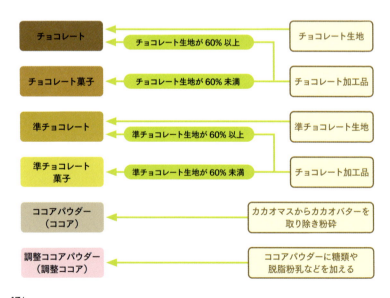

第 4 章 | 暮らしがもっと HAPPY に！日用食品の選び方

## チョコバナナアイス

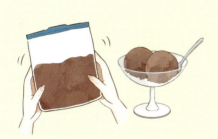

材料

バナナ ………………… 1 本
絹豆腐 ………………… 100g
ココアパウダー ……… 8g

作り方　保存袋に豆腐とココアパウダー、バナナを入れ、袋をもんでつぶす。豆腐やバナナのかたまりがほぼなくなったら、冷凍庫で 2 時間冷凍する。トッピングでチョコチップやカカオニブ、アガベシロップを加えてもお子さんと楽しめる！

## 材料 4 つの健康グミ

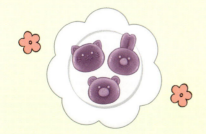

材料

果汁 100% ぶどうジュース
　………………………… 80ml
ゼラチン（または寒天、アガー）………………… 10g
てんさい糖 ……… 大さじ 1
レモン汁 ………… 小さじ 1

作り方　耐熱ボウルにすべての材料を入れて混ぜたら、ラップをして電子レンジ（600W）で 1 分加熱する。好きな型に流し入れ、粗熱をとったら冷蔵庫で 30 分冷やしてできあがり。暑い日に外に持ち出すと溶けてしまうので注意。

## 無添加しろくまアイス

### 材料

無調整豆乳 ……………………………… 60ml
カシューナッツ ………………………… 20g
はちみつ ………………………………… 20g
お好きなフルーツ
　（今回はキウイフルーツ、
　　パイナップル、ピンクグレープ
　　フルーツ、オレンジ、グレープ）
　………………………………………… 適量
あんこ …………………………………… 適量

### 作り方

1. ミキサーに豆乳、カシューナッツ、はちみつを入れて攪拌する。
2. お好みの容器にカットしたフルーツとあんこを入れて1を加える。
3. 冷凍庫でかたまるまで冷やす。

容器は製氷皿やコップなどお好きなものでOK。100円SHOPにもあるアイスキャンディーメーカーを使うと、見た目もお店で売っているようなアイスになります。

## ご褒美ドデカプリン

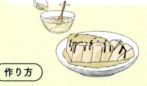

### 材料

無調整豆乳 ……………………………… 1L
ゼラチン ………………………………… 20g
きなこ、黒蜜 ……………………… 各適量

### 作り方

1. ボウルに豆乳とゼラチンを入れて混ぜる。
2. ラップをし、電子レンジ（600W）で2分30秒加熱する。
3. 豆乳が入っていた容器に戻し入れ、ラップをして粗熱が取れたら冷蔵庫で7時間冷やす。
4. 食べやすい大きさに切って器に盛り、きなこと黒蜜をかける。

200mlの小さいサイズの豆乳を使う場合は、ゼラチンは4gでOK。電子レンジ（600W）で1分30秒加熱してください。

第 4 章｜暮らしがもっと HAPPY に！日用食品の選び方

## 黒ごまチョコきなこ

### 材料

きなこ ………………………… 大さじ 3
黒炒りごま …………………… 大さじ 2
ココナッツオイル … 大さじ 1 と 1/2
塩麹（作り方は P157 参照）
　……………………………… 小さじ 1/2
メープルシロップ
　（またはアガベシロップ、はちみつ）
　……………………………… 大さじ 1

### 作り方

1. ボウルにすべての材料を入れて混ぜる。
2. クッキングシートを敷いたバットに 1 を 5mm 厚さに流し入れる。
3. 冷蔵庫でかたまるまで冷やす。

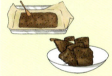

手で食べやすい大きさに割って食べてください。
ヘルシーなので、間食におすすめです。

## チョコソースバナナ

### 材料

A ┌ ココアパウダー ………… 大さじ 2
　│ アガベシロップ
　│ （またははちみつ）…… 大さじ 1
　└ お湯 …………… 大さじ 1 と 1/2
バナナ ……………………………… 1 本
お好きなナッツ ………………… 適量

### 作り方

1. **A** を器に入れて混ぜる。
2. 皮をむいたバナナを横半分、縦半分に切り、1 を塗る。くだいたナッツをのせる。

ココアパウダーによっては苦みがある場合があるので甘味で調節してください。
冷凍しておいたバナナにこのソースをつけて食べると、チョコバナナアイスみたいになっておいしいです。お子さんのおやつにもおすすめ！

# ふるふる卵プリン

**材料**

卵 ································· 1 個
豆乳（または牛乳）············· 100ml
アガベシロップ ············ 大さじ 1/2

【カラメル】
アガベシロップ ············ 大さじ 1/2
水 ····························· 大さじ 1

**作り方**

1. カラメルを作る。耐熱容器にアガベシロップと水 1/2 を入れて電子レンジ（600W）で 1～2 分ほど加熱する。色がついてきたら水大さじ 1/2 を加えて冷やす。

2. ボウルに卵を割り入れてよく混ぜ、牛乳とアガベシロップを加えて混ぜる。

3. プリンカップなどに 2 をこしながら入れる。

4. 耐熱容器にプリン容器の半分浸かるくらいの湯（約 60℃）を入れ、3 を入れてふんわりとラップをし、電子レンジ（600W）で 2 分～2 分 30 秒加熱する。

5. 粗熱が取れたら冷蔵庫で冷やしかためる。

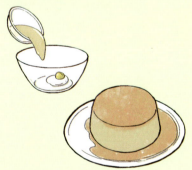

たくさん作りたい場合は、フライパンにお湯を入れ、フタをして蒸す方法でも OK。

# キャロットケーキ

## 材料

にんじん ………… 1本（80〜100g）
卵 ……………………………… 1個
てんさい糖 ………………… 50g
米油 ………………………… 50g
ラム酒 …………………… 大さじ1
くるみ、クランベリー …… 各20g

A ┬ 米粉 ……………………… 100g
　├ ベーキングパウダー
　│　（アルミフリー）……………… 5g
　├ 重曹
　│　（またはベーキングパウダー）
　│　…………………………………… 1g
　├ 塩 …………………… ふたつまみ
　└ シナモンパウダー …………… 1g

## 作り方

1. にんじんはフードプロセッサーなどでみじん切りにする。くるみとクランベリーは粗く刻む。
2. ボウルに卵とてんさい糖を入れて混ぜる。米油とラム酒を少しずつ加えてさらに混ぜる。
3. **A**を加えて混ぜ合わせ、1を加えてさらに混ぜ、マフィン型に流し入れる。
4. 180℃に予熱したオーブンで20〜25分焼く。

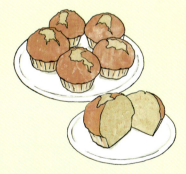

ナッツやドライフルーツはお好みのものでOK。
レーズンでもおいしいです。
野菜が苦手なお子さま向けには、にんじんはすりおろすと生地になじむので食べやすくなります。
マフィン型のサイズによって4〜6個作れます。

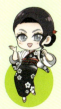

# 国産小麦100%の
# パンはとても貴重

## ● 日本文化の食品、実は海外産が多い

小麦にはさまざまな種類があり、用途や栄養素が異なります。

| 種類 | 特徴 | 用途 |
| --- | --- | --- |
| デュラム小麦（デュラムセモリナ） | たんぱく質とグルテンが多く含まれており、固め。 | パスタやクスクス |
| スペルト小麦（古代小麦） | 古代品種の小麦で栄養価が高く、小麦の風味が豊か。 | パン、スープのとろみ付け、パスタ |
| ふすま小麦 | 小麦の表皮を使用 | 健康食品 |
| 強力粉（硬質小麦） | グルテンが豊富で、弾力のある生地が作れる | 食パン、フランスパン、ロールパン |
| 薄力粉（軟質小麦） | グルテンが少なく、軽い食感 | ケーキ、クッキー、天ぷらの衣 |
| 中力粉（中間質小麦） | 硬質小麦と軟質小麦の中間の特徴 | うどん、中華麺、そうめん |
| 全粒粉（全粒小麦） | 精製されていない小麦 | 全粒粉パン、クラッカー、健康食品 |

実は、**国産の小麦で作られたパンは国内全体でわずか約3％で、とても貴重**です。日本で作られるパンの原料の小麦はほとんどが海外産の小麦で作られていて、海外産小麦には遺伝子組み換え作物やポストハーベスト（収穫後の農薬処理）などが使われていることも。パンはアメリカ産小麦、お菓子はカナダ産小麦、うどんはオーストラリア産小麦など、**日本国内の小麦自給率が低いため、海外産小麦に依存しているのが現状**です。

第 4 章 | 暮らしがもっと HAPPY に！日用食品の選び方

## ● 小麦を抜いた実体験で知った体の変化

　ある私の生徒さんが、小麦を含む食品を約２週間抜くことで、体調、メンタル、肌に劇的な変化がありました。以前は、生理痛がひどく、定期的な頭痛に悩まされていたのが、小麦を抜いた生活に変えたところ症状が改善し、睡眠の質が向上。すっきりと朝目覚められるようになりました。この変化により、日中の集中力が上がり、体調や肌が整ったという実体験を教えてくれました。人によっては腸内環境が整って、消化がスムーズになり、炎症や免疫系の過剰反応が軽減され、体調が改善することもあるようですね。

### ３分でできる米粉蒸しパンの作り方

小麦粉のパンをできるだけ避けたい方は、米粉で簡単に作れる米粉蒸しパンがおすすめです。

**材料**

米粉 …………………………… 60g
ココナッツシュガー（黒糖、
　アガベシロップでも可）… 大さじ１
ベーキングパウダー（アルミフリー）
　………………………………… 小さじ１
無調整豆乳 …………………… 80ml

**作り方**

耐熱容器に米粉、ココナッツシュガー、ベーキングパウダーを入れて混ぜ、豆乳を加えてダマがなくなるまで混ぜる。耐熱容器を 5cm ほどの高さから数回落として空気を抜いたら、電子レンジ（600W）で３分加熱する。

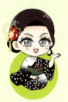

チョコ味にしたい場合は、カカオパウダー大さじ１を入れてください。

| 日用品 |
| --- |
| そば・うどん・パスタ |

# 生麺より乾麺がおすすめ

## ● そば粉より小麦粉が多いそばに注意

そばを買う際、パッケージに「十割そば」や「二八そば」などと書かれているものがありますね。これはそば粉の割合を示しており、そば粉を100%使用しているのが十割そば、80%のそば粉と20%の小麦粉を使っているものが二八そばとなります。

一般的に、そば粉の割合が多いものと考えがちですが、実際にはそば粉を30%以上含むものは「そば」として販売でき、配合率の表記は義務付けられていません。そのため、市販のそばにはコスト削減のために小麦粉が一番多く含まれているものがあり、実はうどんのようなそばもたくさんあるのです。そうした商品ほど見た目をそばらしくするために着色料を使っている場合もあるため、テクトレをして割合や含まれているもののチェックをすることが大切です。裏のラベルを見て、何が含まれているのか確認することが大切です。

また、原材料にそば粉が一番目に表記されているものを選びましょう。JASマークを取得している商品は40%以上のそば粉が含まれており、上級認証を受けた商品は50%以上のそば粉が配合されています。このマークも選ぶ基準のひとつになります。

そばに限らず、パスタ、うどんにも共通して言えることは、生麺は乾麺よりも様々なものが含まれているため、乾麺タイプの製品を選ぶことをおすすめしています。

第4章｜暮らしがもっとHAPPYに！日用食品の選び方

## ● パスタはできればオーガニックを選んで

　日本の食べ物であるそばやうどんと違い、パスタの原料はほとんどが海外輸入の小麦です。パスタの小麦は、パンなどに使われる小麦とは異なり、デュラム小麦という種類を原材料としています。そのため、茹でてもコシが強く歯切れのよい食感を生み出すことができるのです。

　私は自宅ではあまり小麦を摂らないようにしており、外食時や旅行などで楽しむ嗜好品のひとつとして考えています。家で食べるパスタは、米粉やとうもろこし、豆類などを原材料としたグルテンフリー（小麦などに含まれるたんぱく質のグルテンを含まない）の麺がおすすめです。茹で時間も短くすみ、和洋中に合い、腸に負担をかけづらくお肌にもいいので、ぜひ試してみてください。

*テクトレクイズ！*
**選ぶならどっち？**

### A そば（乾麺）

| 名称 | そば |
|---|---|
| 原材料 | そば粉（北海道、山形県産） |

### B 生そば

| 名称 | 生そば |
|---|---|
| 原材料 | 小麦粉（国内製造）、そば粉、食塩／酒精、pH調整剤、加工でん粉 |

Aは国産そば粉を100％使った十割そば。Bはそば粉よりつなぎの小麦粉のほうが多い生そばです。小麦粉は国内製造のため、外国産の小麦が原材料。生麺なので乾麺にはない添加物が含まれています。

**正解は…A**

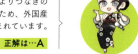

183

## おわりに

最後まで読んでいただき、ありがとうございます。
「本物の食」について伝わりましたか？

### ● 何事にもポジティブな面とネガティブな面がある

ここまで食材の選び方について紹介してきましたが、私は「オーガニック信者・無添加依存」ではありません。

ひとつきちんとわかってほしいのは、添加物は悪ではないということです。何事にもポジティブな面とネガティブな面が必ずあります。私たちが大切にしなければならないのは、「知って」食と向き合い付き合っていくことです。

世の中には添加物の危険性を煽ったり、安全性レベルを示しているものもありますが、私はそれだけでは意味がないと思っています。その理由は、食べ物は本来腐っていくのが当たり前で、保存料という添加物のポジティブな面で長期保存が可能になったり、便利にしてくれているのは事実です。さらに、コストを下げて、オイシイを作るためには、素材本来のだしではコストが高くなるため難しく、調味料（アミノ酸等）やたん白加水分解物、酵母エキスなどのうま味成分は欠かせないのです。

もし、添加物の持つネガティブな面が嫌であれば、素材本来のものを使って作って食べるか、原材料にこだわったお店を選び、それなりのお金をかけて食べるか、です。もし、料理をする手間や時間、食費にかけるお金をネガティブな面と感じるのであれば、添加物の入ったものを選べばいいと考えています。みなさんご本人の人生なので、自分できちんと選んでいくべきなのです。

　「手作りは苦手、でも添加物は気になる」「高いのはイヤ。でも、美しく健康ではいたい」そんな考えだとしたら、まずは自分にとって、本当に何が大切なのか。その大切を守るために、どのような選択をするべきなのか。自分にとっての優先順位が何かをまずは考えるきっかけにしてみてください。

　値段、手間や時間、安心安全、美容、健康、家族など、自分にとってのポジティブとネガティブを真剣に突き詰めて考えることが、あなたの心とからだを整える習慣となり身に付けるきっかけになると、私は信じています。


## ● 自分の選択肢の一票が意思表示のひとつにもなる

　すべてのことにおいて世の中は相手がいることで成り立っており、食の世界も、生産者さん（作る人）、流通業者（売

る人）、消費者（買う人）の輪の中で循環しているのです。「買い物は投票」と118ページのコラムでも話しましたが、自分の選択の一票が本物を作っている生産者さんを応援しているという意思表示のひとつとなり、よりよい循環を生み出してくれます。生産者さん、流通業者は、消費者の私たちが「欲しい」という声に沿って、食品を届けてくれています。

　当然、原材料にこだわり、職人技を使い、手間ひまをかけて苦労して作ったとしても、私たち消費者の手に届かず、流通に乗らないという現実もあります。それは消費者が、価格や知名度などで手に取ってしまうという判断基準でいるからではないでしょうか？　それだと生産者さんが愛情をかけて作っている食品や、食材の背景が見えていないことになってしまうのです。


　消費者が商品の背景を知ったり、テクトレをして、なぜその商品がその価格になるのか、というどちらも裏側を見て選ぶことにより、「本物の食」をいただくことにつながります。そうすることで、伝統的な食文化を守り、人と人とが紡いでいける世の中への一歩となるとうれしいです。


**ポールズアリッサ（ありボス）**

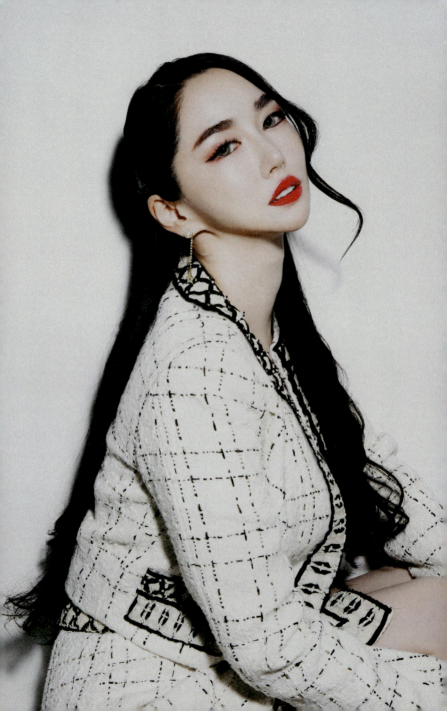

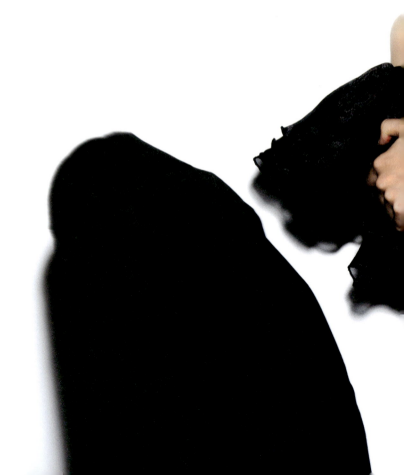

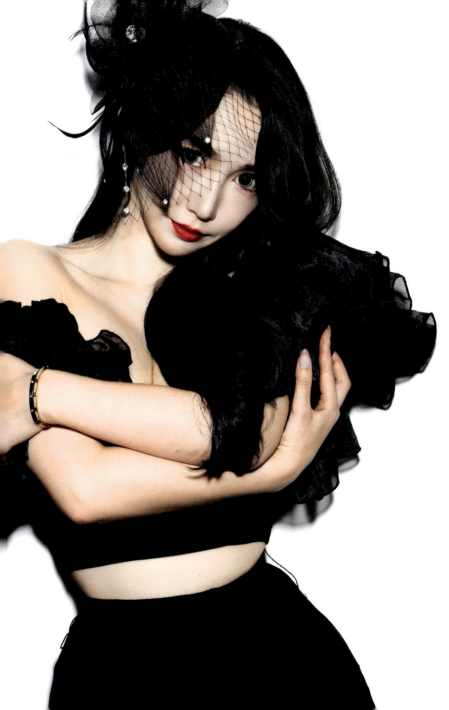

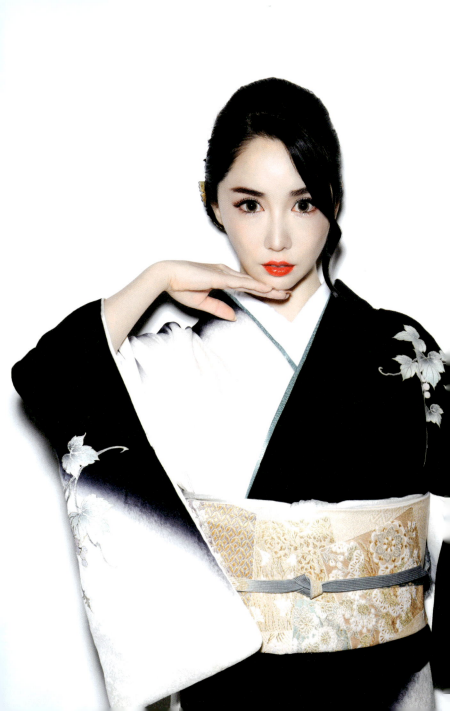

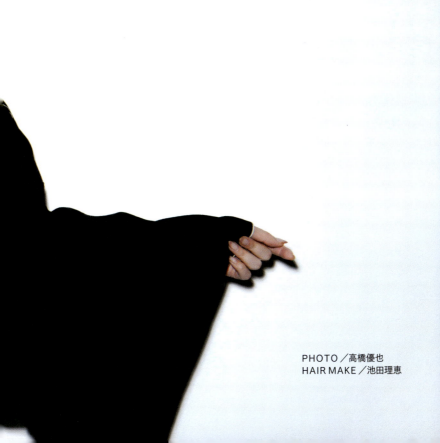

PHOTO／高橋優也
HAIR MAKE／池田理恵

## ポールズアリッサ（ありボス）

IBLPホールディングス取締役会長。フランス、アメリカ、日本のミックス。
幼少期から実家のアメリカや日本、ヨーロッパを行き来し、フランス系アメリカ人の祖父と一緒に幼少期はさまざまな国でボランティア活動を行う。10代の頃、モデル活動の際に過度なダイエットをし人生初の不調を経験したこと、さらに母親となったことがきっかけで食への関心が高まる。日本各地の農家さんや食に携わる職人さんに実際に会いに行き、お手伝いをさせていただきながら現地の声を聞き、2018年には、【未来の子どもたちに本物の食を紡ぐ】をテーマに「からだと心を整える食の向き合い方」、「本物を選択する力」を伝えるため、一般社団法人国際IBLPアカデミーを設立。
アカデミーでは、無添加や本物食品の開発を漢方薬局などと共同で行い、極食マイスターなどの健康資格を発行するほか、障がい者支援事業、福祉活動など多岐に展開。
未来の子どもたちへ、愛にあふれた本物の食文化を残せるように、生産者と消費者との架け橋となり、ご縁を結ぶことを大切にしている。

## 食べ物のこと、よく知らずママになりました
### からだと心と人生が整う食選びの教科書

2024年12月12日　初版発行

著者　ポールズアリッサ（ありボス）
発行者／山下 直久
発行／株式会社KADOKAWA
〒102-8177 東京都千代田区富士見2-13-3
電話0570-002-301(ナビダイヤル)

印刷所／TOPPANクロレ株式会社
製本所／TOPPANクロレ株式会社

本書の無断複製（コピー、スキャン、デジタル化等）並びに
無断複製物の譲渡および配信は、著作権法上での例外を除き禁じられています。
また、本書を代行業者等の第三者に依頼して複製する行為は、
たとえ個人や家庭内での利用であっても一切認められておりません。

**お問い合わせ**
https://www.kadokawa.co.jp/ （「お問い合わせ」へお進みください）
※内容によっては、お答えできない場合があります。
※サポートは日本国内のみとさせていただきます。
※ Japanese text only

定価はカバーに表示してあります。
©Alissa Pols 2024 Printed in Japan
ISBN 978-4-04-607130-9 C0077